"六一健康快车"项目专家委员会
北京胡亚美儿童医学研究院　　组织编写

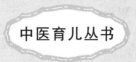

中医育儿丛书

四季养生保童子

主 编 郑 健

U0308791

中国中医药出版社
·北京·

图书在版编目（CIP）数据

四季养生保童子 / 郑健主编 . —北京：中国中医药出版社，
2017.3（2017.12重印）

（中医育儿丛书）

ISBN 978 – 7 – 5132 – 3979 – 0

Ⅰ . ①四…　Ⅱ . ①郑…　Ⅲ . ①儿童—保健　Ⅳ . ① R174

中国版本图书馆 CIP 数据核字（2017）第 007449 号

中国中医药出版社出版

北京市朝阳区北三环东路 28 号易亨大厦 16 层

邮政编码　100013

传真　010 64405750

廊坊市三友印务装订有限公司印刷

各地新华书店经销

开本 880×1230　1/32　印张 8.5　字数 235 千字

2017 年 3 月第 1 版　2017 年 12 月第 2 次印刷

书号　ISBN 978 – 7 – 5132 – 3979 – 0

定价　26.00 元

网址　www.cptcm.com

社长热线　010 64405720

购书热线　010 64065415　010 64065413

微信服务号　zgzyycbs

书店网址　csln.net/qksd/

官方微博　http://e.weibo.com/cptcm

淘宝天猫网址　http://zgzyycbs.tmall.com

中医育儿丛书

《四季养生保童子》

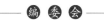

主　编　郑　健

副主编　艾　斯　吴　博　邱彩霞

编　委　（以姓氏笔画为序）

　　　　艾　斯　卢小露　甘思雨　庄翔莉

　　　　王　堃　李旭微　邱彩霞　吴　博

　　　　陈婧婧　陈莹莹　林洁琪　郑　健

　　　　翁珂涵　蔡聪敏

主　审　虞坚尔

弘扬中医育儿文化

保障儿童健康成长

顾秀莲

二〇一七年二月十六日

第十届全国人大常委会副委员长、中国关心下一代
工作委员会主任顾秀莲题词

王 序

　　中医药是我国各族人民在长期生产生活和同疾病做斗争的过程中逐步形成并不断丰富发展的医学科学，凝聚着中华民族几千年的健康养生理念及实践经验。党的十八大以来，党中央、国务院高度重视中医药工作，从经济社会发展全局、健康中国建设大局着眼，把中医药振兴发展作为一项国家战略，做出了全面谋划和系统部署。特别是今年8月，习近平总书记在全国卫生与健康大会上的重要讲话中强调，要坚定不移地贯彻预防为主、中西医并重的方针，将健康融入所有政策，人民共建共享，努力为人民群众提供全生命周期的卫生与健康服务。

　　儿童健康事关国家的未来和希望。中医药自古以来在儿童健康调养方面独具特色和优势，对儿童生理病理认识独到，防病治病经验丰富，强身健体方法多样，对减少抗生素滥用、促进儿童健康成长、增进家庭和谐幸福、全面提高人口素质具有重要意义。《中医育儿丛书》由北京中医药大学东直门医院徐荣谦教授及多位中医儿科专家在多年临床实践经验基础上，将我国传统育儿养生保健方法编纂成册，体现了中医药独具特色的儿童养育观。该书内容通俗易懂，融知识性与趣味性于一体，既适用于基层医务人员，又可为群众自我保健所用，是弘扬中医育儿文化的优秀科普类读物。

国家卫生计生委副主任
国家中医药管理局局长　王国强
中华中医药学会会长

2016 年 12 月 8 日

佟 序

　　中华医学，世代流光；悬壶济世，誉满炎黄；望闻问切，调理阴阳；标本兼治，身心俱康；中医神术，四海名扬。

　　欣逢当今盛世，我神州各业民众，正凝神聚力，实现中华强国之梦。国家发展，人民幸福，端赖亿万百姓身心健康。国家发出"让中医进社区、进乡村、进家庭"之英明指示，切合国情现实，深孚全民企望。新一代孩童身心康健，关乎祖国之根基，未来之希望。国医力主返璞归真，天人合一，防病养生，医世医人。普及中医育儿理念，传承祖上珍贵技艺，缓解患儿就诊难、药品贵之现状，实为当务之急。喜见中国关心下一代工作委员会"六一健康快车"项目组，力邀众多国医儿科圣手，通力合作，薪火相传。融医德医技，科研成果，从医经验，诊治心得于一炉；合正确实用，简明易学，方便节约，喜闻乐见为一体。历经几度寒暑，编就此套心血结晶之《中医育儿丛书》。确信此套书之刊印发行，必将助力众多社区乡村同道，增强医术，提升素养，遍施中医儿科岐黄之道，为国为民，拨正就医重西轻中之习。此等利国利民之大好事，可圈可点，可喜可贺！祈盼登山涉水、走街进户之众多爱心医师，认真学习，勇于实践，继承国粹，奋力创新。于健康中华之大事业中，毋忘初心，矢志奉献，普惠众生，造福明天！

　　是为敬序。

中国关心下一代工作委员会儿童发展研究中心原主任　佟乐泉
丙申岁尾丁酉年初

张 序

丙申岁末，丁酉将至之际，由北京中医药大学东直门医院徐荣谦教授做主编，多位中医儿科界同仁共同编撰的《中医育儿丛书》正式出版了，这应该说是中医儿科界的一件喜事！

2012 年，党的十八大提出"健康是促进人的全面发展的必然要求"。习近平总书记非常关心中医药发展和人民健康，特别是儿童健康。2014 年，在视察江苏省镇江市丹徒区世业镇卫生院时指出"没有全民健康，就没有全面小康"。2015 年 12 月，在给中国中医科学院成立 60 周年的贺信中说："中医药学是中国古代科学的瑰宝，也是打开中华文明宝库的钥匙。"2016 年 3 月在中央全面深化改革领导小组第二十二次会议上，讨论《关于加强儿童医疗卫生服务改革与发展的意见》时强调"儿童健康事关家庭幸福和民族未来"。

"健康中国"的建设应该从娃娃抓起。我看到《中医育儿丛书》已将儿童健康提前到了生命孕育的前期，是有道理的。

中医育儿源远流长。中医育儿文化，也就是指有关中医育儿的思维方式、传统习俗、行为规范、养育方法、文学艺术，甚至一些影响深远的事件等。从养生的角度可以追溯到《素问·四气调神大论》"天人合一"的整体养生观；从先秦扁鹊"入秦为小儿医"，可以看出，先秦时就重视小儿的医疗保健；从隋唐至两宋众多医家的论著中，对小儿的饮食、起居、衣着、环境等方面的论述，基本上形成了比较完整的儿童保健体系；直到明朝万全在

《育婴家秘》中总结前人的经验，提出了"预养以培其元，胎养以保其真，蓐养以防其变，鞠养以慎其疾"的育儿四原则。

　　《中医育儿丛书》基本上展示了我国传统育儿文化的内涵。文化是一个民族的精神和灵魂，一个强大的民族往往具有更强的文化自信和民族尊严，从而增强民族凝聚力，使这个民族焕发出强大的创造力。这套丛书在儿童的养育、保健、疾病预防等方面，将中医"治未病"的理念贯彻始终；将一些儿童常见疾病的简易、有效的防治方法，以图文并茂的方式、通俗易懂的文字展示给读者，让读者一看就明白，一学就会。我相信，这套丛书的出版，会给众多家长带来福音，会给中医儿科界增添光彩！

中华中医药学会儿科分会名誉主任

原山东省卫生厅副厅长

2017 年 1 月 12 日

前言

　　党和国家十分重视人民群众的健康，习近平主席在全国卫生与健康大会提出人民大健康的理念，并特别指出："要重视少年儿童健康，全面加强幼儿园、中小学的卫生与健康工作，加强健康知识宣传力度，提高学生主动防病意识……把以治病为中心转变为以人民健康为中心，建立健全健康教育体系，提升全民健康素养，推动全民健身和全民健康深度融合。要加大心理健康问题基础性研究，做好心理健康知识和心理疾病科普工作，规范发展心理治疗、心理咨询等心理健康服务。"为我们指明了医疗服务的方向。

　　小儿古称"芽儿"，一方面是指小儿好像旭日初升，生机盎然，发育迅速；另一方面更指小儿脏腑娇嫩，形气未充。小儿处于阳生阴长、阳气占主导地位的阴阳平衡尚未稳定的"少阳体态"，因此，儿童健康容易出现偏颇，呈现"亚健康状态"，而亚健康状态不利于儿童的健康成长。

　　广大人民群众迫切希望我们的民族日渐强大，国家日益繁荣昌盛。我们务必重视后代的培养，使他们最终真正成为家庭的脊梁、民族的栋梁、国家的未来。我们真切地希望广大家长不能只有"舐犊之情"，更应有"养虎之志"，为民族、为国家培养出合格的接班人。由此，我们认为未来接班人必须具备以下四点，才能成为民族和国家放心的接班人。

1. 道德的儿童：孝敬父母，尊重师长，忠于民族，奉献国家。

2. 智慧的儿童：聪明睿智，勤奋好学，思维敏捷，勇攀高峰。

3. 豪气的儿童：胆气豪迈，心志坚强，百折不回，勇往直前。

4. 强健的儿童：体魄强健，乐于奉献，攻坚克难，勇挑重担。

中国关心下一代工作委员会事业发展中心为儿童大健康考虑，设立了"六一健康快车"项目，这个项目的宗旨是："送儿童健康理念，送儿童健康知识，送儿童健康服务。"为此，该项目组织全国有影响的中医儿科专家，着手编写了《中医育儿丛书》。本丛书以"儿童大健康"的理念为着眼点，以广大儿童家长、准父母以及基层儿科工作者为读者对象。丛书本着简便实用的原则，突出科普性、可读性，突出中医育儿的科学性，以"治未病"为切入点。

中医在中华民族繁衍的数千年历史长河中积累了丰富的育儿经验。我们力求将中华民族数千年育儿经验与当今育儿理念结合起来，以中医儿科理论为指导，以胎儿保健、新生儿养护与婴幼儿调养为纵线，以四季养生、食疗、小儿推拿按摩及家庭外治为横线，形成经纬纵横的丛书框架体系，将中医育儿的精华展现在读者面前，对儿童"亚健康状态"，必然会起到良好的康复作用。

徐荣谦

2017 年 2 月 12 日于北京

编写说明

　　"少年智则国智，少年强则国强。"儿童是国家和民族未来发展的基石和关键，儿童的健康是提高人口素质的基础，也是人类繁荣昌盛的先决条件。如何让儿童健康成长，是每个国家重视的发展战略，也是每个家庭关心的热点问题。正如《备急千金要方·少小婴孺方》所言："夫生民之道，莫不以养小为大，若无于小，卒不成大。"因此，呵护先天，强壮后天，树立正确的小儿养护及疾病预防方法，是确保儿童健康成长的重要举措。

　　《四季养生保童子》，是以《黄帝内经》的"法于阴阳，和于术数"的"上工治未病"理念为指导思想，以顺应自然、调和阴阳为小儿四季养生防病的核心内容，以"春夏养阳，秋冬养阴"为小儿四季养生的重要法则，以调情志、节饮食、慎起居、勤锻炼、御外邪为小儿四季养生防病的主要内容，系统地阐述了小儿中医四季养生、保健的历史溯源、学术思想、养生方法及常见病的保健内容。小儿"稚阳未充，稚阴未长""五脏六腑，成而未全……全而未壮"，表现为小儿机体柔嫩、气血未盛、脾胃薄弱、肾气未充、腠理疏松、神气怯弱、筋骨未坚等特点，无论在形体方面还是生理功能方面均处于相对幼稚和不足的状态。因此，小儿四季养生的目的就是要呵护先天，强壮后天，要顺应自然四时气候变化的规律，结合小儿机体的阴阳偏颇生理病理特点，遵循生、长、化、收、藏的内在规律，应用自然界的四时阴阳变化有针对性地调理小儿机体的阴阳状态，努力实现人体与自然界的统一协调，以达到阴平阳秘、气血协调的养生目的，使小儿内外环境和谐，气血平和，即顺四时、适环境、调阴阳，以增强适应气候变化的能力，达到生长发育、身体强壮、心理健康和社会适应能力强的健康状态。

《四季养生保童子》分为中医关于小儿四季养生防病的概况、春季养生、夏季养生、秋季养生、冬季养生及小儿四季常见疾病的预防六个章节。本书对不同时节可能出现的小儿疾病，从病证辨识、防病要点、防病方法、调养护理等方面做了详细的论述，可方便读者按需对小儿进行生活的调护和饮食药膳的搭配使用，或根据中医治未病理念对疾病进行一定的预防。

郑　健

2016 年 12 月

目 录

第一章　中医关于小儿四季养生防病的概况

第四章　秋季养生

第五章 冬季养生

第六章 小儿四季常见疾病的预防

第一章

中医关于小儿四季养生防病的概况

"少年智则国智，少年强则国强。"儿童是国家和民族未来发展的基石和关键，儿童的健康是提高人口素质的基础，也是人类繁荣昌盛的先决条件。如何让儿童健康成长，是每个国家重视的发展战略，也是每个家庭关心的热点问题。正如《备急千金要方·少小婴孺方》所言："夫生民之道，莫不以养小为大，若无于小，卒不成大。"因此，呵护先天，强壮后天，树立正确的小儿养护及疾病预防方法，是确保儿童健康成长的重要举措。

一、小儿四季养生防病的文献溯源

中华医药历史悠久，中医以"法于阴阳，和于术数"的"上工治未病"理念为指导思想，总结出顺应自然，调和阴阳的小儿四季养生防病的育儿法则，荟萃了中华民族数千年小儿养育和疾病防治的丰富经验，其学术发展主要经历了萌芽期、形成期和发展期三个阶段。

（一）萌芽期

远古至南北朝时期为小儿疾病预防学术思想的萌芽阶段。远古时期的医疗活动，多是实践经验的原始积累，可以说自从有了人类，就有了原始的小儿医疗保健活动。早在 2000 多年前，诞生了中医学理论奠基之作《黄帝内经》，它也是中国古代养生文化的集大成者，以"治未病"的核心思想反映其未病先防的养生理念。《素问·四气调神大论》中说："圣人不治已病治未病，不治已乱治未乱，此之谓也。"书中以"天人合一"思想为先导，以顺应自然界四时阴阳之气的变化规律来指导中医的养生防病，提出"法于阴阳，和于术数"的四季养生核心思想和"春夏养阳，秋冬养阴"的四季养生重要法则，体现出"呵护先天，强壮后天"的终极目标，其内容贯穿于运用四时节令及时辰来调情志、节饮食、慎起居、勤锻炼、御外邪之中，"五脏应四时，各有收受"，"夫四时阴阳者，万物之根本也"，这些观点也是小儿四季养生防病理论形成和发展的渊薮。

1.《黄帝内经》提出了养生要顺应自然

《素问·四气调神大论》曰："夫四时阴阳者，万物之根本也。所以圣人春夏养阳，秋冬养阴，以从其根，故与万物沉浮于生长之门。""春夏养阳，秋冬养阴"是建立在阴阳互根规律基础之上的四季养生原则，强调了中医养生防病的关键在于顺应自然，调和阴阳，适时调整生活方式以保持人与大自然环境气机变动的协调。春温夏热，阳长阴消，秋凉冬寒，阴长阳消，四时阴阳之气顺应四季节气的自然变化规律，人体阴阳也要顺应春生、夏长、秋收、冬藏的自然变更规律而发生变化。后世医家的养生防病思想多以此立论。例如，唐代王冰强调以制为养，认为春夏宜食寒凉以制其阳，秋冬宜食温热以制其阴。明代马莳、清代高世栻均倡导顺气而养，认为春夏当顺其生长之气而养阳，秋冬应顺其收藏之气而养阴。张景岳提出阴阳互养，认为阳为阴之根，养春夏之阳是为了养秋冬之阴；阴为阳之基，养秋冬之阴是为了养春夏之阳。张志聪注重补四时阴阳之虚，认为春夏阳盛于外而虚于内，故当养其内虚之阳，秋冬阴盛于外而虚于内，故当养其内虚之阴。以上诸家对"春夏养阳，秋冬养阴"的注释，尽管角度有所不同，但都对后世产生了深远的影响，运用于小儿这一特殊群体，也当各显其通。

小儿脏腑娇嫩，在生理组织结构和功能活动方面都相对不足，其生长发育的过程即阴长阳充的过程。春夏时值阳长阴消，以阳气生长为主导，故春夏养护宜调节作息起居以顺应阳气主动、主散之势；与此相反，秋冬为阴长阳消之时，以阴气收藏为主，秋冬养护则要顺应阴气主静、主藏之势。因此，春夏季节应扶持小儿阳气，秋冬季节宜培补小儿阴气，这一养护法则在小儿起居、饮食和疾病防治中均有重要的指导意义。如现代临床应用广泛的"三伏灸",就是通过在盛夏时节激发人体正气以调护小儿阳气,对防治虚寒性宿疾有显著的临床疗效。正如张景岳所说"阴根于阳,阳根于阴,阴以阳生,阳以阴长,所以古人春夏养阳以为秋冬之地,秋冬养阴以为春夏之地,皆所以从其根也。今人有一春夏不能养阳者,每因风凉生冷伤其阳,以致秋冬多患病泄,此阴脱之为病也。有秋冬不能养阴者,每因纵欲过度伤此阴气,以致春夏多患火症,此阳盛之为病也。"春夏养阳,秋冬养阴,寓助于养,是四季养生的一项未病先防的基本原则。

《素问·四气调神大论》列述四季养生防病的重要原则,详细论述了依据四时之气的变化而调摄形神阴阳的具体方法,对小儿四季养生防病具有重要的指导意义。小儿日常起居、调护应遵循春生、夏长、秋收、冬藏的四时规律。春季天地阳气升发,万物复苏,小儿应随阳气而动,疏通腠理,舒畅肝气,经常外出活动,利用大自然的生机畅达阳气,促进小儿阳气升发。夏天阳气正旺,万物生长壮大,人体之气也应向外伸张疏泄,是小儿快速生长的重要时期,此时要重视营养,加强锻炼,多做伸拉运动,促进小儿长高。秋天是收获的季节,此时金气当令,清凉肃杀,气候干燥,小儿应早睡早起以避初寒,情志上要保持安定收敛,以使精神内守,肃杀之气得以平和。冬季万物潜藏,生机隐伏,应注意防寒,要固守人体阴阳以养真气,小儿可早睡晚起,并适当进补,养精蓄锐,以应来年春季生发之机。文中除了指导小儿四时养护的具体方法之外,还分别指出若违背四时规律,则有可能发生的疾病,小儿四季防病思想之渊源,由此可窥一斑。

《素问·生气通天论》说:"是以春伤于风,邪气留连,乃为洞泄。夏伤于暑,秋为痎疟。秋伤于湿,上逆而咳,发为痿厥。冬伤于寒,春必温病。四时之气,更伤五脏。"阐述了四时气候变化伤及五脏六腑及所易感疾病的对应关系,指导小儿更有针对性地应对不同季节的病邪防范,需春防风,夏防暑,秋防湿,冬防寒。同时,患病亦可根据所患疾病,反馈出小儿对四时邪气规避的不足,为他日防病做出借鉴。如小儿春温病,多由冬令时节感寒，寒邪蛰伏潜藏，伏邪化热，至春季则发为具有传染性的温病，因此，预防春温应从提高免疫力、规避邪气入手，冬季保暖防寒，饮食宜温补以固护脾胃之气，初春乍暖乍寒之际不可顿减衣着等方法作为未病先防的预防措施。

《素问·脏气法时论》曰："肝主春……肝苦急，急食甘以缓之。心主夏……心苦缓，急食酸以收之。脾主长夏……脾苦湿，急食苦以燥之。肺主秋……肺苦气上逆，急食苦以泄之。肾主冬……肾苦燥，急食辛以润之。"提出了四时五味的防病思想，即顺应季节变化调以相应五味饮食的养生思想。一年四季春温夏热、秋收冬藏，人与自然息息相关，自然界的气候变化直接或间接地影响人体，使机体产生相应的生理变化，科学的饮食应该顺应自然界的气候变化而四季调配。肝、心、脾、肺、肾五脏分别主春、夏、长夏、秋、冬各季，五脏各有其性味偏好，通过运用四时五行之气的生克制化，可借助性味纠正脏腑阴阳寒热之偏，对于指导小儿四季饮食养生防病具有深远的意义。如长夏主湿，湿邪困脾，气机壅滞，小儿容易出现腹胀纳呆，或呕吐泄泻等病症，家长可在此季节适当添加苦瓜、芹菜等淡渗利湿的食物，以化湿邪；若小儿平素脾虚湿困，夏秋常发腹胀、泄泻等病，还可预服少量藿香正气散以增强理气化湿之力，降低发病率。因此，小儿可选择在春季偏食甘味，夏季偏食酸味，长夏和秋季偏食苦味、冬季偏食辛味以调整脏腑机能，达到四季养生防病的目的。

（二）形成期

隋唐至两宋是小儿养生防病学术思想的形成期。巢元方《诸病源候论》建立了我国儿童保健学、病因学、证候学；钱乙《小儿药证直诀》继承创新建立了中医儿科学的辨证体系，而《备急千金要方》《小儿卫生总微论方》《小儿病源方论》等著作，均对小儿饮食、衣着、起居等四季养生防病进行较为详细的论述。

《诸病源候论·小儿杂病诸候·养小儿候》曰："小儿始生，肌肤未成，不可暖衣，暖衣则令筋骨缓弱。宜时见风日，若都不见风日，则令肌肤脆软，便易损伤……又当薄衣，薄衣之法，当从秋习之，不可以春夏卒减其衣，则令中风寒。从秋习之，以渐稍寒，如此则必耐寒。冬月但当着两薄襦，一复裳耳，非不忍见其寒，适当佳耳。爱而暖之，适所以害之也。又当消息，无令汗出，汗出则致虚损，便受风寒。昼夜寤寐，皆当慎之。"小儿形体柔弱，形气未充，易使家长对其养护过分紧张从而衍化为过分娇惯，如衣着包裹过多、饮食过于精细等，实则不利于小儿正常生长发育。《诸病源候论》首先倡导积极的小儿养护观，使其经受锻炼，增强体质，增长智力，提高适应能力。例如，穿衣不可过暖，在风和日丽的时候，母亲应不时带孩子出外晒晒太阳，吹吹暖风，哺乳喂食应适量不可太过等儿童养育方法，对于小儿，尤其是婴幼儿的健康成长十分重要。又如小儿秋冬穿衣之法，强调"薄衣"的方法，从秋天开始，逐渐添衣，慢慢适应，不能到春夏时突然减衣，容易感受风寒外邪，这样便可锻炼小儿耐寒的能力；而冬季虽要适当保暖，却也不应穿衣过多，小儿过暖则腠理开，汗出以致体虚，反而降低小儿的抗病能力，容易发生疾病。正如元代曾世荣《活幼心书·决证诗赋》说："四时欲得小儿安，常要一分饥与寒。"

《备急千金要方·食治方·序论第一》言："春七十二日，省酸增甘，以养脾气；夏七十二日，省苦增辛，以养肺气；秋七十二日，省酸增甘，以养肝气；冬七十二日，省咸增苦，以养心气；季月各十八日，省甘增咸，以养肾气。"孙思邈在《素问·脏气法时论》四时五味养生法基础上加以归纳总结，补充说明了四时的具体时间，即春夏秋冬每个季节各分三月，前七十二日为当季主时，每季又剩余十八日，共七十二日，合为长夏主时。以春季为例，春季通于肝脏，过食酸味会引起肝气偏盛，木旺则克伐脾土，导致脾气偏衰，因此春季肝气较旺之时，小儿应少吃酸味食物而以山药、糯米等甘淡饮食为主，以护养脾胃，调和阴阳。

《备急千金要方·少小婴乳方·初生出腹第二》说："凡乳儿不欲太饱，饱则呕吐，每候儿吐者，乳太饱也，以空乳乳之即消……夏不去热乳，令儿呕逆；冬不去寒乳，令儿咳痢。"强调婴幼儿喂养不可过饱，并介绍喂养过饱的处理方法，提出夏、冬季节喂乳的注意事项，即夏天喂乳不可过热，冬天喂乳不可过寒。这些喂乳的宝贵经验可以有效地防治婴幼儿因喂养不当而夏季易患呕逆，冬季易患咳痢。

《备急千金要方·少小婴乳方·初生出腹第二》言："冷热失所令儿惊，亦致五脏疾也。凡儿冬不可久浴，浴久则伤寒；夏不可久浴，浴久则伤热。数浴背冷，则发痫。若不浴，又令儿毛落。"介绍了婴幼儿冬夏洗浴的方法，提出小儿冬天洗浴时间过长会感受寒邪，夏季洗浴时间过长易伤热病。尤其是夏季洗浴常有误区，家长及小儿常为降温消暑长时间泡于水中，其实并不可取。此外，水温冷热及洗浴次数也要适度，太过或不及均易导致婴幼儿外感疾患。《小儿卫生总微论方·洗浴论》中也有关于小儿冬夏洗浴的介绍，如："……适寒温用之。冬不可太热。夏不可令冷。须调停得宜。乃可用之。"小儿冬季洗浴水温不可过高，夏季不可过凉，要把握得当才能舒适洗浴。文中还指出，不论何时都不能"极淋其背""久坐水中"，避免引起小儿惊痫。

《小儿卫生总微论方·慎护论》中详细介绍了小儿四季衣着养护的方法。曰："凡儿常令薄衣，虽冬月，但令着两夹衣及衲衣之类，若极寒，即渐加旧絮衣。人家多务爱惜，乃以新绵浓衣，温养过宜，适以为害。薄衣之法，当从秋习之，若至来春稍暖，须渐减其衣，不可便行卒减，恐令儿伤中风寒。凡儿于冬月，须着帽项之衣，夏月须着背褡，及于当脊，更衬缀一重，以防风寒所干。谓诸藏之俞，皆在于背故也。……凡儿于春时，不可覆头裹足，致阳气不得出泄，则发热矣。"指出家长过分保护子女，使小儿温养太过，反致小儿抗病能力低下而发生疾病。冬季小儿无需穿衣过多，但要戴上帽子、围巾等保暖物品，避免感受寒邪；夏季小儿则应穿上"背褡"，以保护背上各个脏腑的腧穴免受风寒之邪侵袭；春季小儿衣服应逐渐减少，不可因春季天气回暖而突然骤减，提出"春要捂"的防病措施，同时还应顺应其阳气生发、气机条达的规律，不要"覆头裹足"，使阳气不得疏泄。此外，还介绍了小儿暑季应纳凉避暑，但不可贪食冷饮的小儿养护经验，"凡儿于暑月，时常令在凉处，勿禁水浆，但少少与之，唯是不宜多与"。《妇人大全良方·拾遗方》说："盖覆衣衾，须露儿头面……夏月须凉簟。"提出小儿穿衣盖被均要露出头面部，特别是在冬春两季，不可因天气寒冷就将小儿头面都包裹起来，尤其是婴儿更不能被服盖住头面而致窒息；到了夏天小儿可睡凉席，避免过热中暑。

此外，《小儿病源方论·养子十法》还提出"一要背暖……二要肚暖……三要足暖……四要头凉"的小儿四季穿衣防病原则，言简意赅，方法简便，效果甚佳。

（三）发展期

元朝至民国是我国小儿疾病预防学术思想的发展期。这一阶段代有名医，经典著作数量宏富，使中医儿科学的学术内容在各个方面都得到丰富和发展，小儿四季养生防病的理论也更加丰富和完善，除了进一步继承、完善前人四季穿衣、喂乳忌宜、小儿洗浴等内容外，提出了对四时具体常见病、多发病的预防调护，是我国儿童保健学发展的重要时期。

《活幼心书·明本论·急惊》中论述："暑风一症，因夏月感冒风寒太深，故面垢唇红，脉沉细数，忽发惊搐，不省人事。"此处"暑风"可理解为现代医学流行性乙型脑炎中发热伴四肢抽搐一类病症的总称，为感受暑热之邪，发病急骤，传染性强，且有严格的季节性，此论述对后世流行性乙型脑炎的防治具有重要的指导意义。

《奇效良方·疮诊论·论疮痘初出证第一》云："冬严寒而反温，小儿阳盛而阴微，无阴以制之，则热停于胸膈，令儿头发竖直，饮食以减，此伏热之兆，便宜解之，服油剂，随时便服，预以防之也……庞氏论冬月天气温暖，小儿至春，阳气生发，必发疮疹；宜预服三豆饮子。常论：疮疹未发，服升麻葛根汤，此皆未见红点时，先服以防之，岂是身热斑生而用者？且油剂、三豆饮子、升麻汤是皆预用之。"详细论述了当严冬反温时，小儿可预服油剂、三豆饮子或升麻葛根汤等中药以预防温病之发生，这种预服中药以防季节性疾病的方法，在现代中医学临床中也得到了长足发展。

《保婴易知录·眠儿法》记载："卧儿冬用木桶，夏用竹筐。必须直身向明而卧，倘背明向暗，则儿眠仰看亮光，易致日精上窜。"现代家庭虽早已摒弃木桶、竹筐之类，但其冬季出行应规避风寒邪气，夏季注意通风避暑的养护观念，对现代小儿四季养生防病仍有借鉴意义。

《鬻婴提要说》中"夏中热盛，乳母浴后，或值儿啼，均不可与乳，使儿损于胃，秋成赤白痢。浴后必须定息良久，捏去热乳，然后乳之"论述了婴幼儿夏季哺乳的养护，即盛夏乳母洗浴后，必当于休息后除去热乳再与哺乳，以免小儿脾胃受损，导致秋季赤白痢的发生。

《喉痧症治概要》为孟河医派丁甘仁所著喉痧专书，本书论述了烂喉痧发病的环境和病邪传入的途径，"烂喉丹痧，发于夏秋者少，冬春者多。乃冬不藏精，冬应寒反温，春寒犹禁，春应温而反寒，经所谓非其时而有其气，酿成疫证之邪也。邪从口鼻入于肺卫，咽喉为肺卫之门户……于是发为烂喉痧也。"提示在冬季反温，春季反寒时节，家长应注意防护小儿口鼻，以隔离病邪传入的途径，防止小儿感染烂喉痧，为后世防治急性热病提供了宝贵经验。

《小儿病·附录一·保婴要诀》对小儿睡眠、哺乳及居室环境的四季养护均有其独到见解。"妇人暑天畏热，最喜挥扇，日间对儿醒挥扇易致疾，况夜间儿睡，毛孔大开，而亦在床对之手不停挥，致儿感受风邪……所以小儿之病，入夏更多者，职是故也。而妇人冬天畏冷，又喜燻火，恐儿亦冷，将火放于桶下，将儿立于桶上，深知火炽热灸，啼哭不已而亦不顾，以致热郁成疾，而不自觉也。"冬夏寒暑之际，家长易将自身防寒纳凉之法通用于小儿，然小儿腠理疏松，对气温变化敏感，容易感受外邪致病。提出小儿冬夏睡眠防病的内容。"小儿除吮乳外，勿常保抱。宜安置有软床筐内，动摇嬉戏，使之肢体舒适，气血宣畅，心神和乐，自然无病。且暑天多抱，郁热成疮疖，尤非所宜。"指出婴幼儿不可常常抱于手中，应使其顺应天性，活动肢体，尤其在夏季，更应注意防止因久抱而郁热生疮。并指出居室环境对小儿健康的影响，特别是盛夏或严冬之时，空气的流通对小儿日常养护尤为重要。"居室清洁爽垲，空气流通，使儿居之，自然少病。若污秽湫隘，窗户闭塞，夏或暑盛，冬或寒多，则小儿未有不疾病丛生者。"《万有医库·小儿科》也提出："如在夏季气候酷暑不能成眠者，宜疏通室内之空气。"现代家庭多使用风扇、空调等电器，可令小儿容易入睡，但要注意空调环境下不利于居室通风，且居室内外温差较大，容易感邪发病。

近百年来，随着中医儿科学的不断发展和争鸣，中医儿科界形成了四大学派，即奚晓岚创立的寒凉学派、徐小圃创立的温阳学派、江育仁的运脾学派和刘弼臣创立的补肺学派。奚氏防治小儿疾病重视清热养阴，护存津液，患儿若有高热惊厥病史，夏季应注意清热护津，以防止津液消亡，引动肝风。徐氏宗小儿"稚阴稚阳"学术思想，强调阳气对小儿生长发育的重要性，竭力主张维护正气为小儿养护和疾病防治的第一要务，如秋冬季节应温培脾肾，以祛在里之寒湿，防止小儿受寒外感或泄泻等病症。奚氏寒凉学派的滋阴清火和徐氏温阳派的顾护正气相辅相成，相互纠偏，从滋阴和养阳两方面分别指导夏冬季节温病的防治。同时，寒凉派和温阳派独特的用药经验，也体现了"春夏养阳，秋冬养阴"的四季养生防病法则。江氏受徐老学术思想影响，创立的运脾学派，着眼于"脾健不在补贵在运""四季脾旺不受邪"的学术观念，突出运脾的重要性，对防治小儿脾失健运而导致的脾胃疾病有重要意义。刘氏的补肺派阐发小儿"体禀少阳"之说，倡导"精于五脏证治，突出从肺论治"的学术思想，认为小儿脏腑娇嫩，形气未充，对疾病的抵抗力较弱，而肺为娇脏，外邪侵袭时首当其冲易犯肺为病，且肺外合皮毛，内与大肠相表里，调节全身气机和水液代谢，小儿疾病防治时若能及时"从肺调治"，不仅可以切断病邪内传途径，还能起到强肺固卫、增强抵抗外邪的作用；不仅可以防治肺脏本身疾患，还能防治其他脏腑病证，有其独到之处，对小儿四季养生防病大有裨益。

纵观中医儿科学的发展历史，小儿四季养生防病内容丰富，记载详尽，是先辈们留给后世的宝贵财富，我们应当努力挖掘，继承发扬，为儿童的健康发展提供保障。

二、小儿四季养生防病的研究概况

随着社会的进步，中医"治未病"思想在社会的广泛关注下得到快速发展，其中小儿四季养生防病的内容不断丰富，并取得丰硕成果而得以广泛应用。

（一）"法于阴阳，和于术数"是小儿四季养生的核心思想

法于阴阳是指机体内部的阴阳平衡，和于术数是指人与自然界的高度和谐，养生的终极目标是达到两者的协调平衡，是中医学整体观念的集中体现。人体是一个有机的整体，人作为天地之间最重要的一员，必须顺应自然变化的大规律，按照四时气候变化的规律来调整自己，适应天气寒暑特点，遵循生、长、化、收、藏的内在规律来养生保健，努力实现人体与自然界的统一协调，以达到阴平阳秘、气血协调的健康状态，在小儿具体表现为身体强壮、心理健康和社会适应能力强。

"人生于地，悬命于天，天地合气，命之曰人。""人以天地之气生，四时之法成"。正常人体的生命功能与物质之间是互补互制的，阳气与阴精是互根互存的。若出现一方不足或有余，人体的另一方就会进行代偿、弥补，纠正失衡状态，维持阳气与阴精的平衡。如果阴阳失衡，不能相辅相成，代偿功能失调，就会呈现阴阳失调而危害小儿身体健康。"法于阴阳，和于术数"就是要掌握自然界变化规律，适应自然气候和外界环境的变化，让人不仅能适应自然环境的变化，而且能逐步认识自然，掌握自然

规律，融入自然环境，适应自然变化，根据四季节气变化规律，结合小儿机体的阴阳偏颇，有针对性地调理小儿机体的阴阳状态，使得阴阳平和，才能达到阴平阳秘、天人合一的养生目的。这种阴阳平衡必须精心呵护，一旦养生不慎，就很容易导致阴阳失衡而危害健康。

小儿四季养生是法时养生的具体表现。法时养生就是要调整机体阴阳平衡，应用自然界的四时阴阳变化来调整机体的阴阳平衡。小儿四季养生是顺应天时而养生，按照春、夏、秋、冬四季的寒、热、温、凉变化来调整小儿机体的阴阳偏颇，使人体的生命活动顺应四季阴阳的变化，而不是违背天时阴阳。例如，夏天是阳气最旺的时候，小儿为"纯阳之体"，若阳气虚弱就要在夏天注重调养阳气，其结果要比冬天养阳效果要好。

（二）"春夏养阳，秋冬养阴"是小儿四季养生的重要法则

春夏是阳长阴消的时期，阳长占优势，所以春夏要借助天地阳长的趋势以养阳；秋冬是阴长阳消的阶段，因此，秋冬要利用天地阴长的时机以养阴。要顺应四时气象变化以调养小儿五脏之气，即顺应春季阳气的生发以舒肝气，顺应夏季阳气的旺盛以养心气，顺应秋季阳气的收藏以养肺气，顺应冬季阳气的闭藏以养肾气。强调小儿四季养生要顺应自然界的运动变化，与天地阴阳保持协调平衡，以使人体内外环境和谐，气血平和，即顺四时、适环境、调阴阳，以增强适应气候变化的能力。因此，"春夏养阳，秋冬养阴"是小儿四季养生的重要法则。

"春生、夏长、秋收、冬藏，是气之常也，人亦应之。"春天要养"生"，应借助大自然的变化来激发小儿生长的生机和阳气的升发，并激发人体五脏的活力，使其从冬天的藏伏状态中复苏。肝主生机，应于春天，春季养生重在养肝。夏天要养"长"，可通过夏天天地的长势来促进小儿的生长发育。心主血脉，应于夏天，借助夏天心气当旺的长势以调动心的气血运行，促进小儿身高、体重、骨骼和功能的生长发育。同时，脾应于长夏，主运化，借助长夏的自然界气化趋势以运脾。故夏天养生重在养心

和运脾。秋天要养"收"，要顺应秋天大自然的收势以帮助人体的五脏尽快进入收养状态，让人体从生发、生长状态逐渐转向内收、平静的状态。肺主肃降，应于秋天，秋天养生重在养肺。冬天要养"藏"，应顺应冬天天时的藏伏趋势，调整人体的五脏气血，让人体的脏腑逐渐进入休整状态。肾主藏精、纳气，应于冬天，冬天养生重在养肾。

（三）"呵护先天，强壮后天"是小儿四季养生的终极目标

小儿"稚阳未充，稚阴未长"，"五脏六腑，成而未全……全而未壮。"表现为小儿机体柔嫩、气血未充、脾胃薄弱、肾气未充、腠理疏松、神气怯弱、筋骨未坚等特点，无论在形体方面还是生理功能方面均处于相对幼稚和不足的状态。因此，小儿四季养生的最终目标就是要呵护先天，强壮后天，只有认真呵护，重视小儿养生保健，才能保证小儿随着年龄的增长而逐步趋向完善和成熟的健康发展。

由于小儿脏腑娇嫩，形气未充，阴阳二气均较幼稚不足，在生长发育过程中，无论在机体的形态结构方面，还是各种生理功能活动方面，都是在迅速地、不断地向着成熟完善方面发展，在病理上表现为阳常有余、心常有余、肝常有余和阴常不足、肺常不足、脾常不足、肾常虚的"三有余四不足"的特点。因此，小儿四季养生就是要根据小儿生理病理特点，顺应自然界的变化规律，有针对性地调理小儿机体的阴阳状态，使得阴阳平和，才能达到阴平阳秘、天人合一的养生目的。这种阴阳平衡必须精心呵护，一旦养生不慎，就很容易导致阴阳失衡而危害健康。儿童生长发育一方面表现出生机蓬勃，发育迅速，另一方面又表现为脏腑娇嫩，形气未充，易寒易热，易虚易实，五脏六腑，成而未全，全而未壮，如草木茸芽之状，未经寒暑，娇嫩软弱，其脏腑功能和精神意识都处于未臻完善的状态，容易受到环境气候变化的影响而发病，此时要顺应自然规律的变化，全而未壮，更需要营养物质的不断补给、充实，更需要我们精心呵护，养生调护，强壮后天，才能达到阳生阴长，使阴阳到达一个新的平衡，小儿

生长发育也就达到一个新的水平，如此循环反复上升，小儿就能不断地生长发育，成熟完善，以致逐步向成人方向迈进。

三、小儿四季养生的常用方法

《黄帝内经》曰："上古之人，其知道者，法于阴阳，和于术数，食饮有节，起居有常，不妄作劳，故能形与神俱，而尽终其天年，度百岁乃去。""夫上古圣人之教下也，皆谓之虚邪贼风，避之有时，恬淡虚无，真气从之，精神内守，病安从来。是以志闲而少欲，心安而不惧，形劳而不倦，气从以顺，各从其欲，皆得所愿。故美其食，任其服，乐其俗，高下不相慕，其民故曰朴。"概括了法于阴阳，和于术数，食饮有节，起居有常，不妄作劳的养生核心原则和主要方法。

（一）调情志 ——七情和合

在《黄帝内经》的养生法则中特别提出了情志调和是养生的重要内容。曰："恬淡虚无，真气从之，精神内守，病安从来。"并提出四季养生要顺应四时环境变化以调养五脏之神气，春应生发之机当心情舒畅，夏应华实之象当精神饱满充实，秋应平容之性当安定内敛，冬应潜伏之气藏而不露。"春三月，此谓发陈……以使志生，生而勿杀，予而勿夺，赏而勿罚。"《灵枢·本藏》云："志意和则精神专直，魂魄不散，悔怒不起，五脏不受邪矣。"情志失和不但是疾病发生的原因，也是影响疾病预后转归的重要因素。临床上如小儿抽动 - 秽语综合征、多动症、孤独症、癫痫等疾病均与小儿情志因素密切相关。七情是五脏之气所生，七情违和极易伤气而致气机紊乱之病理变化，"百病皆生于气也，怒则气上，喜则气缓，悲则气消，恐则气下，惊则气乱，思则气结。""怒伤肝，喜伤心，思伤脾，忧伤肺，恐伤肾。""大怒则形气绝，而血菀于上，使人薄厥。""悲哀愁忧则心动，心动则五脏六腑皆摇。"因此，小儿四季养生要借助自然界的长势以愉悦心情，调和情志，平衡阴阳，增强体质，达到七情和合，阴平阳秘的四季养生防病目的。

（二）节饮食 —— 健脾和胃

小儿生机蓬勃，发育迅速，需要营养物质的不断补给和充实，才能满足小儿生长发育的物质需求。小儿饮食有节，对充养真气具有重要意义。"人受气于谷，谷入于胃，以传与肺，五脏六腑，皆以受气""阴之所生，本在五味……是故谨和五味，骨正筋柔，气血以流，腠理以密，如是则骨气以精。谨道如法，长有天命。"食饮有节，要求合理膳食，谨和五味。"五味入胃，各归其所喜攻，酸先入肝，苦先入心，甘先入脾，辛先入肺，咸先入肾。久而增气，物化之常也。"谨和五味应以"五谷为养，五果为助，五畜为益，五菜为充，气味合而服之，以补益精气。"逆之则饮食不节损伤脏腑而引发各种疾病。"是故多食咸则脉凝泣而变色，多食苦则皮槁而毛拔，多食辛则筋急而爪枯，多食酸则肉胝皱而唇揭，多食甘则骨痛而发落，此五味之所伤也。"可见，小儿的四季养生与合理的饮食关系密切，要借助饮食五味，合理饮食，健脾和胃，调和阴阳，以达到小儿强身健体的四季养生目的。

（三）慎起居 —— 顺应自然

慎起居是顺应自然界的阴阳消长节律的养生方法，要顺应自然界四时气候交替变化的规律，与天地阴阳保持协调平衡，以使人体内外环境和谐，即顺四时、适环境、调阴阳，按时作息，睡眠充足，生活规律，衣着随季节气候变化及时添减，以求得人体与生活环境保持和谐与统一，"故智者之养生也，必须四时而适寒暑。"要顺应四时气象调养五脏之气，即顺应春季阳气的生发以舒肝气，顺应夏季阳气的旺盛以养心气，顺应秋季阳气的收藏以养肺气，顺应冬季阳气的闭藏以养肾气。同时，要做好生活环境的卫生保洁工作，保护生态环境，减少污染排放，保持空气清新，减少环境变化所带给人类的伤害。小儿四季养生就是要顺应自然界的运动变化，以增强适应环境变化的能力，借助自然界的四季变化长势以充实人体的真气，增强调节生命节律的能力，保持人体内阴阳的平衡，达到天人合一的理想境界。

（四）勤锻炼 —— 强身健体

小儿脏腑娇嫩，形气未充，阴阳二气皆处于幼稚的阶段，无论在物质基础与生理功能上，都是幼稚和不完善的。但在生长发育过程中却表现为生机旺盛，发育迅速，好比旭日之初升，草木之方萌，蒸蒸日上，欣欣向荣。这时小儿更要重视户外活动，加强身体锻炼，一方面通过锻炼能增强体质，提高适应自然环境变化的能力，另一方面又可以愉悦心情，达到提高适应自然环境变化的能力，增强机体抗病能力，强壮后天，促进儿童的健康成长。小儿户外活动，锻炼身体要顺应自然界的四季气候和阴阳消长的规律及特点，春夏季节在阳长阴消和日出阳气渐生时比较适宜锻炼，可以增加户外活动和锻炼身体的时间；秋冬季节在阴长阳消和日落阳气渐衰时就要逐渐地减少户外活动和锻炼身体的时间。要借助自然界阴阳消长的变化之势以调节小儿体内的阴阳平衡，只有阴平阳秘才能保障儿童的健康成长。

（五）御外邪 —— 内强正气

1. 药物祛邪保健

（1）中药内服法：遵循《内经》"治未病"理念，根据小儿不同体质偏颇，结合季节气候变化的自然规律，应用中药内服或药膳进行体质调理，达到防治疾病的效果，这是小儿四季养生防病的重要手段。例如，春天为呼吸系统疾病、过敏性疾病和传染病的高发季节，针对体虚卫气不固的特禀体质小儿可在发病前期适量服用中药玉屏风散等方法，以固护肌表、增强体质，提高机体的抗病能力；心火偏旺的小儿可在夏季预服清暑益气汤以清热祛暑；痰湿质小儿可在秋冬气候变化前预服三子养亲汤或温胆汤等中药，并配合相应饮食调摄，可以有效改善小儿体质状态，提高机体的抗病能力。现代研究证实，对于反复呼吸道感染的儿童，在冬春多发之际应调补肺脾肾，改善体质，提高免疫力，可显著降低呼吸道感染的发病率；儿童哮喘的缓解期，通过调理脏腑气血，扶正固表，可延长疾病缓解期，减少、减轻发作期的时间和症状。

此外，众多企业根据中医"治未病"理念和小儿四季养生防病的特点，研发出许多儿童保健食品、保健药品，推动了中医儿童保健学的快速发展。

（2）中药外用法：中医外用法以其疗效显著、操作简便、副作用少的优势，成为小儿四季养生防病的热点问题，越来越受到儿童家长的广泛关注和喜爱。

①三伏灸：三伏灸是中医学"冬病夏治"特殊疗法中最为经典的代表，利用阳气至盛的三伏天，人体腠理开泄，以辛热之品刺激特定穴位，鼓舞人体正气、驱散深潜之沉寒、调整机体阴阳平衡，在防治小儿过敏性鼻炎、支气管哮喘、寒湿泄泻等虚寒性宿疾中取得显著效果。现代研究表明，三伏灸能够通过降低儿童血清总 IgE 的水平，阻断 IgE 介导的 I 型超敏反应，从而在缓解期能有效地防治儿童哮喘的发病。

②穴位敷贴：穴位敷贴法因操作较灸法更为安全简便，更适用于家庭日常养护，近年来较为盛行，其中三伏贴、三九贴和脐贴等应用最为普及。三伏贴和三九贴作用功效与三伏灸类似，选择在四季气候变化的转折点以特殊药物敷贴于肺俞、肾俞、天突、膻中等穴位调理小儿体质，对阳虚体质和肺系疾病的防治有事半功倍的效果。其中最常用于配制贴剂的药物有白芥子，现代研究表明白芥子的有效成分为白芥子苷，其本身并无刺激作用，但是遇水后经白芥子酶的作用可以生成具有挥发性、强刺激的白芥子油，应用于皮肤后，会有温热感并使之发红，甚至引起水泡和脓疱，

贴剂中的药物透过皮肤进入体内通过血液循环发挥其治疗的作用。

（3）膳食疗法：食疗是中医养生保健的特色疗法之一，遵循"春夏养阳，秋冬养阴"的四季防病法则，根据小儿的不同体质，结合四季节气的自然变化规律，应用食物和药物的不同性味归经进行体质调理，达到未病先防、已病防变的目的，是小儿四季养生防病的重要内容之一，深受儿童家长的欢迎和喜爱。《素问·脏气法时论》曰："（食物）气味合而服之，以补益精气，四时五脏，病随五味所宜也。"例如，春季万物复苏，人体阳气顺应自然变化渐趋旺盛，此时可食用葱、姜、蒜、大枣、花生等辛甘发散之品以助春阳、调护人体阳气，而不宜食用酸涩收敛之品；夏季气候炎热，万物生长，是天地之气上下交合之季，人在气交之中，受夏季炎热气候的影响，人体阳气外发易泄，故饮食上要顾护阳气，多食用营养丰富的蔬菜瓜果，平时多喝绿豆汤、赤小豆汤等甘寒清淡食物，少食油腻之品以免湿邪停留；秋季天地阳气渐收，阴寒渐长，万物收敛，气候凉燥，最易伤津，宜多吃汁质丰富滋润之品，如芝麻、核桃、蜂蜜、乳品、甘蔗、梨、百合、粥等，以防燥护阴、滋阴润肺；冬季阴气盛极，阳气潜藏，人体阳气亦随之内收，体内新陈代谢处于相对缓慢的状态，此时进补能使营养物质转化的能量最大限度储存，以滋五脏和四肢百骸，是数千年来防病强身之道。

（4）芳香疗法：芳香疗法是指根据四时节气特点，将气味芳香的药物，如丁香、藿香、冰片、麝香等制成适当的剂型而作用于全身或局部的防治疾病方法，应用于小儿四季防病功效显著，因为方法简便、气味芳香、小儿喜爱而深受家长的欢迎。例如我国民间素有"香包辟邪"的习俗，即将艾叶、菖蒲、薄荷、陈皮、苍术等特殊药物研末，装入袋中，做成香袋挂于小儿胸部，或做成肚兜戴于腹部，或做成药枕当枕头，或做成马夹、背心穿戴，可用于抵御四时邪气。现代研究表明，该疗法通过"闻"这一途径，使得药物经由鼻黏膜被吸收，从而起到辟秽解毒、增进食欲、改善环境、增强体质、防病治病的作用。

2. 非药物强身法

（1）捏脊疗法：小儿捏脊疗法是一项独具中医特色的推拿手法，现代医学认为，它是通过手法揉捏对婴幼儿的植物神经干和神经产生刺激，借助人体复杂的神经、体液调节，逐步提升机体的免疫功能；同时，它还能对人体的内脏活动进行双向调节，特别是在婴幼儿健运脾胃方面具有显著功效。夏秋季节对婴幼儿施以相应捏脊手法，可以有效地预防急性胃肠炎。而且此项技术操作简单，成本较低，有利于在家长中大力推广。

小儿四时辨体捏脊则是在传统小儿捏脊疗法基础上，结合小儿四时生理、病理、体质特点及小儿四时疾病的发展规律，运用捏拿推捻等手法刺激人体脊背肌肤，并依据季节的不同及小儿的体质差异加用不同腧穴，以疏通经络，振奋阳气，固护一身之表，改善体质，提高机体抗病能力，从而达到防病治病的作用。例如，在常规捏脊基础上，于四时分别辅助不同俞穴进行揉按：立春增加肝俞、胆俞；立夏增加心俞、小肠俞、脾俞、胃俞；立秋增加肺俞、大肠俞；立冬增加肾俞、膀胱俞等。临床实践表明，应用本法预防小儿反复呼吸道感染具有显著的疗效。

（2）精神调摄：除身体疾病预防外，小儿心理健康调护也已纳入儿科防病保健的范畴。情志因素是小儿四季发病的常见诱因之一，同时也是影响小儿心身疾病康复的重要因素之一。根据中医"形神合一"的学术思想，注重小儿情志调护，积极推进小儿心理健康工作，对小儿养护与四季防病至关重要。《内经》曰："春三月，此谓发陈……以使志生，生而勿杀，予而勿夺，赏而勿罚……冬三月，此谓闭藏……使志若伏若匿。"提示儿童防病要顺应四时，调养五脏之神志。春季主生发，志意要顺应春阳生发之气而活动，应生发之机当心情舒畅，乐观舒心，振奋精神；夏季应华实之象当精神饱满充实，勿生恼怒；秋季应平容之性当安定内敛，要清心宁静，使神志安宁，勿扰神志；冬季主闭藏，养生当调神于内，使志勿外。以此调神，方应四时。

此外，还有针刺、灸法、推拿、拔罐、耳穴压豆及运动等中医非药物疗法，在小儿四季防病中均能发挥其独特的作用。

第二章

春季养生

一、春季节气的自然规律

处于春三月的六个节气分别为立春、雨水、惊蛰、春分、清明、谷雨，时间介于每年公历2月3日至5月3日之间。此时寒气开始消退，气候渐渐变暖，是一年中乍暖还寒、昼夜温差较大的季节。

《素问·四气调神大论篇》曰："春三月，此谓发陈，天地俱生，万物以荣，夜卧早起，广步于庭，被发缓形，以使志生，生而勿杀，予而勿夺，赏而勿罚，此春气之应，养生之道也。逆之则伤肝，夏为寒变，奉长者少。"春天是万物萌发复苏、生机勃勃、推陈出新的季节，天地间阳气生发、万物欣欣向荣，人体的新陈代谢开始变得活跃。凡事都应顺应春天阳气生发、万物始生的特点，注意保护阳气，着眼于一个"生"字。要借助春天大自然的生机，长养小儿机体的生气，激发人体生命活力，帮助儿童走出严冬，融入到春天生机勃勃的状态之中。例如，在作息时间上，小儿要顺应自然界的规律，早睡早起。在精神方面，此时体内肝、胆经脉的经气最为旺盛与活跃，因此要注意情绪神志的调摄，戒暴怒，更忌忧郁，做到心胸开阔，保持心境愉悦，否则容易引起肝气郁结。小儿生机蓬勃，发育迅速，应积极参加户外活动，到公园、郊外等地踏青游玩，与大自然生发的春气相呼应，帮助身体多呼吸新鲜空气，促进血液循环和新陈代谢，增强呼吸道的抗病能力。这样既能锻炼身体，增强体质，又能疏发肝气，愉悦心情。同时要做到勤开窗、常通风，保持室内空气清新，预防呼吸道感染和传染病的发生。

二、春季节气的气候特点及小儿养生要点

（一）立春 —— 升发阳气，养肝为要

立春是春季的第一个节气，是最早的"八节"之一，介于每年公历的

2月3～5日交节，处于太阳黄经315度。立春是冬春之交的标志，此时称为"开天门"，就是说气候由阴出阳（立春到春分之间），天渐温，寒渐退，昼渐长，夜渐短，气候逐渐由寒转暖，大地由闭藏逐渐开始生发，气候由三九寒冬向春暖花开转化，人体也逐渐由冬藏转入春生，冬天的闲情调养被春风吹拂而喷发出勃勃生机。《月令七十二候集解》云："立春，正月节。立，建始也。"立春，意味着春季的开始。在人们的心目中，春意味着风和日暖，鸟语花香；春也意味着万物生长，农家播种。我国古代将立春的十五天分为三候，每五天为一候："一候东风解冻，二候蜇虫始振，三候鱼陟负冰"，比喻立春过后东风送暖，大地开始解冻；立春五日后，蜇居的虫类慢慢在洞中苏醒；再过五日，河里的冰开始融化，鱼开始到水面上游动，此时水面上还有没完全溶解的碎冰片，如同被鱼负着一般浮在水面。

立春时节，万物复苏，天气乍暖还寒，气温忽高忽低，气压变化较大，大风降温，气候仍以风寒为主。因为当阴气和阳气进行交流的时候，便会出现风，尤其初春，更是多风之季。此时在我国北方，冷空气还占据着主导地位，甚至有的年份还会有强冷空气向南侵袭，造成较大范围的雨雪、大风和降温天气，故民间有"春要捂"之说。小儿为"稚阴稚阳"之体，脏腑娇嫩，形气不充，易寒易热，易虚易实，五脏六腑，成而未全，全而未壮，如草木茸芽之状，未经寒暑，娇嫩软弱，其脏腑功能和精神意识都处于未臻完善的状态，因此容易受到环境气候变化的影响而发病。此时要顺应春天生发之气，融入自然，顺应自然规律，积极参加户外活动，保持愉悦心情，增强体格锻炼，适应气候变化，以达到养生防病的目的。

1. 立春开年，万物复苏，养肝为要

在五行中，春属木，与肝相应，主疏泄条达，在情志上表现为怒气。在小儿养生保健中要注意保持肝脏舒畅条达，尽量减少肝气抑郁不畅而发病。因此，立春季节的小儿养生要点应以养肝为主，养肝以舒畅条达

为要，努力保持儿童心情愉悦平和、舒坦自然。对自然万物做到"生而勿杀，予而勿夺，赏而勿罚"（《四气调神大论》）。在风和日丽、鸟语花香的春天，踏青问柳，登山赏花，临溪戏水，让儿童情趣与春暖花开季节遥相呼应，相互融入，充满勃勃生气，洋溢着春阳生发之气，以利于儿童的生长发育。避免打骂儿童，或观看刺激动画片，或嬉闹，使儿童情绪过于激动、兴奋、紧张、焦虑、抑郁，均能导致肝脏气血郁滞不畅而发病。

2. 立春养阳，适宜运动，生发阳气

立春是吸纳自然之气以养阳的好时机，而适宜的运动是养阳的最好方法。经过一个严冬的蛰藏，儿童心情容易沉闷、压抑。到了春天，天空晴朗，阳光明媚，此时应逐渐增加户外活动时间，锻炼身体，愉悦心情，借助春天的生机，长养儿童的升发之阳气，以利于生发阳气，气血运行。春天养"生"，就是养小儿生机，养小儿升发之阳气。小儿为"纯阳之体"，顺应春生，阳气升发为用，有利于儿童的生长发育，表现出生机旺盛，发育迅速，好比旭日之初升，草木之方萌，蒸蒸日上，欣欣向荣。但是，立春之后天气乍暖还寒，气候变化较大，儿童难以适应，容易受凉感冒。身体锻炼以节奏缓慢的运动为宜，如春游踏青、放风筝、慢跑、步行，以及不剧烈的球类运动等。避免剧烈运动，情绪急躁，大汗淋漓、气喘哭闹，如此容易耗伤阳气，影响生长发育。同时活动后要注意及时擦干汗水，添加衣物，以防受凉。

3. 立春升发，补充水分，促进代谢

小儿体内水分所占比例较成人为多，而立春气候依然比较寒冷干燥，儿童体内容易缺水，特别是运动后水分丢失较多。小孩多喝水可补充体液，促进血液循环，加快新陈代谢，还可以促进消化腺的分泌，以利于消化、吸收及体内代谢物的排出，以减少代谢产物和毒素对肝脏的损害。同时，多喝水还可促进乳酸的排泄，儿童在运动后体内乳酸合成量增多，因

此会感到腰酸、腿酸，补充水分则可以促进体内乳酸的排泄，有利于运动后的恢复。

4.立春饮食，少酸多辛，助阳生发

立春小儿的饮食调养要注意阳气生发的特性。《素问·藏气法时论》曰："肝主春……肝苦急，急食甘以缓之……肝欲散，急食辛以散之，用辛补之，酸泻之。"肝主疏泄，喜条达，在五脏与五味的关系中，酸味入肝，具有收敛之性，不利于阳气的生发和肝气的疏泄；而辛味升发疏散，有利于肝气的疏泄条达，升发阳气，而使儿童气血平和，心情舒畅。因此立春小儿应少吃酸性食物，如番茄、木瓜、赤小豆、柠檬、杏、梨、橙子、葡萄、山楂、石榴等，宜多吃辛甘发散之品，如姜、白萝卜、韭菜、洋葱、蒜苗、茴香、香菜、大头菜、蒜、葱、菠菜、芥菜、蕨菜、豆豉、茼蒿、茴香、黄花菜、大枣、百合、荸荠、桂圆、银耳等。另外，立春吃芽菜有助于小儿体内阳气的升发，古代称之为"种生"，最常见的芽菜有豆芽、香椿芽、姜芽等。

（二）雨水 —— 健脾燥湿，保暖为要

雨水是春季的第二个节气，时值每年公历 2 月 19 日至 3 月 4 日左右，处于太阳黄经 330 度。此时，气温回升、冰雪融化、降水增多，故称其为雨水。《月令七十二候集解》曰："正月中，天一生水。春始属木，然生木者必水也，故立春后继之雨水。且东风既解冻，则散而为雨矣。"可见雨水节气前后，大地复苏，万物开始萌动，喜迎春天的到来。我国古代将雨水分为三候："一候獭祭鱼，二候鸿雁来，三候草木萌动。"即雨水节气一到，气温回升、冰雪融化、河面解冻，雨水增多。因此，水獭开始捕鱼，将鱼摆在岸边如同先祭后食的样子；五天后，大雁开始从南方飞回北方；再过五天，草木随地中阳气的升腾而开始抽出嫩芽。从此，大地渐渐开始呈现出一派欣欣向荣的春天景象。雨水节气过后，我国大部分地区已无严

寒，气温回升，雨量渐渐增多。

1. 雨水时节，气候无常，保暖为要

雨水时节，春雨绵绵，天气变化不定，是全年寒潮出现最多的节气之一，因此要注意"倒春寒"时的保暖护理。初春的降雨会引起气温的骤然下降，不时会有寒潮出现，对儿童的身体健康的威胁较大。小儿脏腑娇嫩，形气未充，肺常不足，卫外不固，易感外邪，首先犯肺。因此，气候变化可引起呼吸道抵抗力的下降而诱发发热、咳嗽等呼吸系统疾病，如流行性感冒、支气管炎、肺炎等；同时气温回暖，容易滋生细菌、病毒等，出现传染性疾病的传播，如流行性脑脊髓膜炎、麻疹、猩红热等。故春季要注意保暖，要随气候变化添减衣物，不宜过早减少衣物。同时可适当应用调和营卫、益气固表的中药，或免疫增强剂，以增强儿童的呼吸道抵抗力，减少感染性疾病的发生。

2. 雨水时节，湿邪困脾，贵在调理

雨水时节，随着降雨量的增多，湿气加重。湿为阴邪，黏滞重浊，易困脾胃，出现头重如裹，身体困乏，或大便不爽的"春困"症状。脾为后天之本，主运化水谷精微，为气血生化之源。小儿气血、营卫来源，肌肉丰富、肢体健壮等皆与脾的关系密切。由于小儿生机蓬勃，发育迅速，生长旺盛，对精血津液等营养物质的需求较成人相对为多，但小儿脾胃运化功能尚未健旺，所以感到"脾常不足"，而脾主运化水湿，喜燥恶湿，湿邪易困脾胃，影响脾胃的运化功能，而易出现腹胀，腹痛、腹泻、厌食等，湿邪黏滞重浊而出现"春困"症状。因此，雨水时节儿童养生要重视调理脾胃，健脾祛湿。小儿脾不在补而在运，调理贵在健脾利湿，脾运则湿去，人体营养物质得到充分的吸收利用，促进小儿生长发育，增强机体抗病能力。反之湿邪困脾，脾不运化水谷精微，营养物质缺乏，就会影响小儿的正常生长发育，降低机体的抵抗力。同时，适当增加户外活动，愉

悦心情，借助春天的生机活力，激发儿童的阳气升发，摆脱春困，增加活力。饮食上如唐代孙思邈所说"春时宜食粥"，粥以米为主，以水为辅，水米交融，不仅香甜可口，便于吸收，还能补脾养胃、祛浊生清。粥中加入一些中药，如茯苓、山药、芡实、薏苡仁等，具有健脾祛湿的作用。雨水时节气候转暖，早晚温差较大，风邪渐增，雨水纷纷，宜多吃新鲜蔬菜、水果，适当摄入红枣、甘蔗、淮山、莲子、菠菜、韭菜、柑橘、蜂蜜等；少食狗肉、羊肉等温热之品及油腻之品。

（三）惊蛰 —— 勤于运动，健脾柔肝

惊蛰标志着仲春时节的开始，时值每年公历 3 月 5～7 日交节，处于太阳黄经 345 度。"惊"是惊醒、惊动之意；"蛰"指"蛰伏"，"惊蛰"的意思是说春雷始鸣，惊醒了蛰伏于地下冬眠的昆虫等生命之物。惊蛰三候为"一候桃始华，二候仓庚（黄鹂）鸣，三候鹰化为鸠"，比喻蛰伏在泥土中冬眠的各种昆虫惊蛰时被春雷惊醒，人类的辛勤劳动通过冬闲季节得到恢复，随着春风的吹拂，大地复苏，人们又开始劳动耕作，而过冬的虫卵也开始卵化、繁殖。惊蛰的气候特点是反映自然物候现象的一个节气，正如农谚所说："过了惊蛰节，春耕不停歇。"与其他节气相比，惊蛰时节的气温回升是全年最快的。

1. 惊蛰雷鸣，生机盎然，谨防疫病

惊蛰时节万物复苏，春暖花开，各种病毒、细菌等微生物繁殖活跃，而小儿肺脏娇嫩，腠理疏松，易感外邪，传播迅速，各种流行性疾病容易感染传播，如流行性感冒、流行性脑脊髓膜炎、水痘、带状疱疹、流行性腮腺炎等在本节气中都易于流行传播，因此要认真做好该节气的预防保健工作，注意勤开门窗，流通空气，照射阳光，勤晒衣被，常做卫生，把不起眼的角落和阴暗死角的污垢清扫干净，以减少空气污染和微生物滋生，预防传染性疾病的感染和传播。此外，常开门窗还能调节室内的温湿度，

保持空气新鲜流通，既可杀灭有害微生物，又能使人们感到舒适、愉快。同时注意尽量不带小孩到人口密集的公共活动场所，注意个人卫生，勤换衣、勤洗澡、勤洗手。

2. 惊蛰时节，春风拂动，风邪为患

风为春季的主气，风为阳邪，其性开泄，易伤儿童肌表、头部。《素问·太阴阳明论》说："伤于风者，上先受之。"风邪善动不居，共性升发、向上，而小儿肌肤娇嫩，腠理疏松，卫外不固，容易感受风邪，侵袭人体上部（头部）和肌表。客于肌表者常诱发儿童哮喘、咳嗽、荨麻疹等病的发作，客于上部则易患过敏性鼻炎、中耳炎、春季卡他性眼结膜炎等。因此，这时节可适当应用益气固表的中药如玉屏风散等，加强身体锻炼，以提高儿童的抗病能力，减少风邪所患疾病。

3. 惊蛰春困，早睡早起，勤于活动

惊蛰时节，大地苏醒，万物复苏，小儿阳气升发蓬勃，而阴血相对不足。此时育儿应顺乎阳气升发、万物始生的特点，增加户外活动，安排兴趣娱乐，使儿童的精神、情志、气血如同春风一样舒展畅达，生机盎然，借助春天的升发之势促进儿童的生长发育，摆脱春困之扰。早睡早起，能迎合春天之朝气，令人精神焕发，这样既能缓解"春困"，还有利于促进儿童的生长发育。夜属阴，睡眠不足会进一步损伤阴血，使小儿情绪急躁，易于哭闹惊惕，肝风内动，同时也易降低儿童的抵抗力，招致外感内伤及疾病的传播。惊蛰时节要勤动肢体，可散散步、外出踏青、郊游、放风筝等，对增强体质、畅达心胸、提高人体抗病能力都十分有益。但要注意，活动时要循序渐进，不宜太过激烈。户外活动不要在人口密集的公共场所，避免感染疾病。

4. 惊蛰饮食，清淡为宜，健脾柔肝

小儿肝常有余，脾常不足。此时节气饮食起居要顺应肝之升发条达、脾喜燥恶湿的特点，以疏肝柔肝、运脾化湿为要。以富含植物蛋白质、维生素的清淡食物为主，少食动物脂肪类食物，可增强体质，抵御病菌的侵袭。常用食物如菠菜、春笋、芹菜、鸡、蛋、牛奶等。初春肝气盛而易于伤脾，应适量吃大枣、山药等可以养脾，如大枣粥、山药粥等。野菜富含维生素，能增强免疫力、抵御细菌和病毒侵害，如荠菜、苦菜、马兰头等。

（四）春分 —— 寒温相守，以平为期

春分，古时又称为"日中""日夜分""仲春之月"，适逢每年公历3月20～22日交节，当太阳到达黄经0度（春分点）时开始。此时太阳直射赤道，昼夜等长，正当春季九十日之半，故称"春分"。春分三候为："一候元鸟至，二候雷乃发声，三候始电。"比喻春分过后，春暖花开，燕子从温暖的南方飞往各地，此时雨天常伴雷鸣闪电。春分节气阳光直射赤道，昼夜时间几乎相等，其后阳光直射位置逐渐北移，开始昼长夜短。春分一到，气温明显升高，我国平均地温已达到10℃以上，呈现出一派草长莺飞的春天景象。

1. 春分燕归，雷鸣交加，以平为期

由于春分节气平分了昼夜、寒暖，使气候平和，阴阳平衡。此时儿童养生的原则贵在平和，保持小儿体内阴阳的平衡状态。《素问·至真要大论》说："谨察阴阳所在而调之，以平为期。"人在正常时处于"阴平阳秘"的生理状态，表现为经络调畅、九候若一、脉应四时、寒温相守、形肉相称、气血和调、脏腑相协等。因此，小儿养生时要与春分时节的"阴平阳秘"的特点相呼应，根据气候变化特点，顺应自然规律特点调整衣

着、饮食的平和，要做到心平气和，乐观愉悦，达到与自然的和谐相处，避免衣着冷暖失宜，切忌大喜大悲、情绪急躁波动，否则不利于肝气疏泄，容易感受外邪，引动肝风。春分时节，春光明媚，草长莺飞，可带着孩子郊游踏青，增广见闻，以利肝气疏泄，心气平和，阴阳平衡。

2. 春分着衣，上薄下厚，微微汗出

春分时节，气温日渐转暖，但是时有寒流，冷暖交替，温差较大，地气湿重，容易感受温热湿邪疾病，此时应遵循"春要捂"的古训，添减衣被做到"勿极寒，勿太热"，保持温度适中，微有汗出，穿衣提倡上薄下厚，注意下肢及脚部的保暖，以散冬天潜伏之寒邪和春天之湿气。尤其是儿童，肺常不足，脾常虚，机体抵抗能力低下而易患感冒、咳嗽，或麻疹、风疹等传染性疾病，应在保暖的同时多晒太阳，适当活动，以利散寒祛湿。

3. 春分饮食，凉热均衡，以平为期

春分时节要顺应自然，调和阴阳，饮食上要保持凉热均衡，"以平为期"，根据气候特点，结合个人体质状态进行饮食搭配，如吃鸭肉、兔肉、河蟹等寒性食物时，要佐以温热散寒的葱、姜、蒜等；食用韭菜、大蒜等温热助阳之物时，注意配以滋阴的蛋类。此外，春天肝阳之气旺盛，木能克土，损伤脾胃，因此要多食甘味的食物，如大枣、山药、菠菜、荠菜、鸡肉、鸡肝等来扶土抑木，疏肝健脾；少吃酸味的食物，如番茄、柠檬、橘子等，以免肝气郁结，损伤脾胃。

（五）清明 —— 上清下明，平气养阴

清明在每年公历4月4～6日交节，太阳到达黄经15度时开始。农历书曰："斗指丁为清明，时万物洁显而清明，盖时当气清景明，万物皆齐，故名也。"清明含上清下明之意，即天空清而大地明。清明分为三候：

"一候桐始华，二候田鼠化为鴽，三候虹始见"。比喻清明时节先是桐树开花，接着喜阴的田鼠不见了，全回到地下的洞中，而后是雨过天现彩虹，出现天空清而大地明的春天景象。清明一到，气温升高，雨量增多，万物春生，正是春耕的繁忙季节。

1. 清明时节，上清下明，谨防热病

清明时节，雨水纷纷，时有寒流，冷暖交替，温度变化较大。在我国北方，气温迅速升高，昼夜温差较大，气候风多湿重。这种天气会影响人体呼吸系统的防御功能，使人体免疫功能下降，而且小儿肺为娇脏，肌表疏松，气候冷暖变化时容易感染各种致病菌，常常表现为温热病、湿热病。如流行性感冒、流行性脑脊髓膜炎、猩红热、麻疹、流行性腮腺炎、风疹等传染性热病，临床表现为起病急骤、热象偏盛、容易伤阴、流行较快的特点。故应加强预防保健，顺应自然，适当活动，注意居室通风，尽量少去人群多的公共场所活动。

2. 清明时节，注重睡眠，平气养阴

五行中肝属木，与春相应，主升发阳气。立春时阳气升发，肝阳萌发生长，到清明之际阳气达到旺盛。小儿肝常有余，脾常不足，如果阳气升发太过，则易导致肝阳偏亢，气血运行不畅，容易郁热生风，或损伤脾胃，临床出现肝热风动和脾胃损伤的病症。因此，清明养肝应以疏肝理气为要。《黄帝内经》中记载："人卧血归于肝"，即肝为藏血器官，若清明时节能早卧早起，睡眠充足，则肝能藏血，肝血充沛能够滋养肝阴，抑制阳气偏亢；肝气条达，气血调和，则能抵御春季多种传染病的侵袭。

（六）谷雨 —— 谷雨花香，谨防疫病

谷雨是二十四节气的第六个节气，也是春季最后一个节气，时逢每年4月19～21日交节，太阳到达黄经30度时开始，源自古人"雨生百谷"

之说。此时雨水明显增多，植物苗壮生长。古人将谷雨分为三候："一候萍始生，二候鸣鸠拂其羽，三候为戴任降于桑。"比喻谷雨过后降雨量增多，浮萍开始生长，接着布谷鸟便开始提醒人们播种，然后桑树上开始见到戴胜鸟。谷雨前后，天气较暖，雨量增多，有利于春天植物播种生长。谷雨即"雨生百谷"之意。民间有"谷雨阴沉沉，立夏雨淋淋""谷雨下雨，四十五日无干土"等谚语，说明该节气雨水充足，水湿较重，有利稻谷播种生长。

1. 谷雨花香，易染疫病，注重预防

常言道："清明谷雨，冻死老鼠"，意思是说谷雨节气时遇寒流，天气忽冷忽热，小儿肌肤娇嫩，易患疫疠时病，要加强预防保健。谷雨时节，天气转暖，雨水增多，热蒸水湿，湿气重浊，小儿脾常不足，喜燥恶湿，湿热内蕴易患温热病和湿热病，如麻疹、水痘、猩红热、流行性腮腺炎等；谷雨花香，随风飘扬，自然界中飘扬的花粉、柳絮等物质容易引发鼻炎、咳嗽、哮喘、风疹等过敏性疾病。因此，要注重预防，尤其是过敏体质的儿童应小心防范。日常生活中要注意四肢保暖，不要久居潮湿之地，避免风吹淋雨衣湿，勤戴口罩，避免吸入花粉、柳絮，避开接触过敏原，饮食以健脾利湿的食物为要，平时多晒太阳，勤开门窗，适当锻炼身体，以提高小儿抵御外邪的抗病能力。

2. 谷雨时节，春捂有度，注意保暖

谷雨时节天气忽冷忽热，小儿容易受凉感冒，应注意保暖。谷雨时气温升高较快，昼夜温差较大，往往是中午热，早晚凉，因此早晚要及时勤添衣服，做到"春捂"有时。但"春捂"也要有度，一般来说，气温超过15℃时就没有捂的必要了，如果再捂下去易使机体火热内生，发为温病。

三、春季节气的易患疾病及其特点

春季是个春暖花开，万物复苏的季节，但是天气乍暖还寒、昼夜温差较大，雨水多，湿气重，许多细菌、病毒易于繁殖传播。小儿脏腑娇嫩，形气未充，肌表不固，呼吸道抵抗力减弱而易患呼吸系统疾病和传染性疾病。春天百花争艳，花香四溢，花粉随着空气飘散，或接触灰尘、螨虫等，可引起一些过敏体质的儿童发生过敏反应甚至过敏性疾病。因此，小儿春季易患呼吸系统疾病、过敏性疾病和传染性疾病。

（一）呼吸系统疾病

呼吸系统疾病是春季最常见的疾病，占儿科门诊、急诊就诊患者的80%左右，包括流行性感冒、急性支气管炎、支气管肺炎等。

流行性感冒简称流感，是由流行性流感病毒引起的急性呼吸道传染病。起病急、高热、头痛、乏力、眼结膜炎和全身肌肉酸痛等中毒症状明显，而呼吸道卡他症状轻微。主要通过接触空气飞沫传播。由于病毒传播能力强，人群普遍易感。

急性支气管炎发病初期常常表现为上呼吸道感染症状，患儿通常有鼻塞、流清涕、咽痛和声音嘶哑等临床表现，而全身症状较为轻微，但可出现低热、畏寒、周身乏力，自觉咽喉部发痒，并有刺激性咳嗽。早期痰量不多，但痰液不易咳出，2～3日后痰液可由黏液性转为黏液脓性。一般而言，急性支气管炎的病程有一定的自限性，全身症状可在4～5天内消退，但咳嗽有时可延长数周。

支气管肺炎是累积支气管壁和肺泡的炎症，其症状可轻可重，决定于病原体和宿主的状态。常见症状为咳嗽、咳痰，多数患儿可有发热。病情重者可出现呼吸困难，呼吸窘迫，危重者可有呼吸频率、心率增快，鼻翼煽动，发绀等，此时应及时到医院就诊抢救。

（二）过敏性疾病

春天自然界微生物"冬眠"后开始"复苏"，滋生繁殖，且致病力强。同时春季百花盛开，风多湿重，花粉、柳絮随风飘扬，易被人体吸入，过敏体质的儿童容易诱发支气管哮喘、过敏性鼻炎、变态反应性荨麻疹、湿疹、过敏性结膜炎等过敏性疾病。

支气管哮喘（简称哮喘）属于一种慢性气道炎症疾病，是一种免疫性炎症，可因感染或接触过敏原而诱发疾病的发生。其特点是气道可逆性狭窄而出现气道高反应，导致通气功能障碍，临床表现为气急、咳嗽、咯痰、呼吸困难、听诊可闻及呼气末的哮鸣音。

过敏性鼻炎可与哮喘同时并存，常因接触冷空气、花粉、尘土、皮毛、螨虫等过敏原后产生过敏反应，导致鼻黏膜呈现慢性炎症变态反应状态，表现为鼻痒、鼻塞、大量水样清鼻涕、喷嚏连连等。

变态反应性荨麻疹、湿疹均是过敏性皮炎的表现，多因接触过敏原所致，如食入含有异种蛋白质的鱼、虾、蟹、鸡蛋、牛奶等，如吸入花粉、动物皮屑、羽毛、灰尘、尘螨等。荨麻疹通常在一瞬间内出现皮肤异常刺痒，随着痒感和搔抓迅速出现大小不等、形状不一、红色、苍白色的风疹块，有的为环状，也可互相融合成大片，约10分钟到几小时内很快消退，不留任何痕迹，时隐时现。湿疹多数为密集的粟粒大小的丘疹、丘疱疹或小水疱，基底潮红，逐渐融合成片，少数可发展为慢性。

过敏性眼结膜炎（春季卡他性眼结膜炎，俗称红眼病）常因接触过敏原而发病，如花粉、草类、真菌、尘螨和动物皮屑等，通常表现为眼痒、流泪、灼热感、畏光、分泌物增加等。

（三）传染性疾病

春季传染病，中医称为"春温"。

春季冷暖空气交汇，天气多变，忽冷忽热，适宜病原微生物滋生繁殖，是传染性疾病的高发季节。春季传染病多数通过呼吸道传播，可通过空气、短距离飞沫或接触呼吸道分泌物等途径传播。常见的传染病如流行性脑脊髓膜炎、麻疹、水痘、腮腺炎、风疹、猩红热等。部分传染病可以通过消化道传播，如急性甲型肝炎、肠伤寒等。学校及公共场所人员密集，极易传播传染病。因此，在学校如有发现疑似传染病的患儿，要尽早隔离，儿童尽量不去人口密集的公共场所，室内注意开窗的通风，平时注意多喝水，注意个人卫生，锻炼身体，增强体质，提高抵御病邪感染的能力。

小贴士

何为春温

春温常发生于春季或冬春之交，源于《黄帝内经·生气通天论》："冬伤于寒，春必病温。"春温病变即伏寒化温之意，亦即春温是在冬季人体阴精先亏的情况下，感受寒邪，郁而不发，至春天阳气升发，郁热自内外发而成，或因新感外邪，引动伏邪而发的急性热病。儿童阴精阳气处于稚嫩阶段，气血尚未充盈，经筋尚未充实，脏腑精气尚未充足，机体卫外功能尚未完善，春季气候变化无常，儿童对变化多端的气候适应力较弱，温热病邪极易乘机侵袭而发生演变。儿童可表现为身热、口苦而渴、心烦或干呕、胸胁不适、小便黄赤或身热夜甚、心烦躁，甚时有谵语、咽燥口干、反不甚渴饮。

四、春季易患疾病的预防

春季是儿童多发疾病的季节，其主要原因不外乎于外因与内因。外因主要是：风为春天的主气，风为阳邪，其性升发、开泄。小儿肌肤娇嫩，卫外不固，易患风邪。且随着气温的上升，各种细菌和病毒的活力逐渐增强，致病几率增加，如果儿童长时间集中在室内，空气不流通，阳光不充足，病原菌易滋生传播；春季风多、风大，花粉、飞絮的扩散量也增大，过敏性疾病随之而来。内因在于小儿脏腑娇嫩，形气未充，五脏六腑成而未全、全而未壮，处于不断生长发育的过程中，其生理机能发育尚不完善，五脏六腑形态结构和各种生理功能都处于稚嫩阶段，病理上表现为肺常不足，脾常不足，肝常有余，机体免疫功能相对低下，抗病能力较弱，易发生呼吸道疾病和感染性疾病。因此，在春季来临前，儿童采取预防措施尤为重要。

（一）预防要点

立春之时，预防春季发病。立春在春季之首，主气始变，容易产生的疾病尚在初期或潜伏期。正气尚壮，邪气未盛，小儿脏气清灵，随拨随应，只要治疗恰当，疾病易趋康复。所以应及早找出本季易发疾病的原因及儿童自身体质特点、生活环境等，给以适当药物辅助治疗，或非药物治疗，如食疗、中药外敷、针灸推拿等，以提高机体的防病能力或减轻疾病的传变。如春天易患温病，有的来源于冬伤于寒的伏邪，有的来源于感受新的时邪。医者可根据具体情况，给以养阴清热、益气解表或宣肺疏风、益气固表等不同的治法方药，以防治疾病的发生和传变。

春分已至，清除春季病邪，以预防下季疾病的发生。春分在春季的中间之时，各个季节的主气和客气变化已过一半之多，机体受其影响，已有一定反应，尤其是小儿脏腑娇嫩，形气未充，具有易虚易实，易寒易热，发病迅速，易于传播的特点。为了预防疾病的发生，防止疾病的传播，这时应采用扶正祛邪、调整阴阳、调和气血等治法以恢复脏腑功能。

（二）预防方法

1. 重视疫苗接种

儿童自出生以来，就需按照我国政府规定的儿童计划免疫程序及时接种各种疫苗，以预防各类传染性疾病的发生。

2. 控制传染源

对已患传染病的儿童做到早发现、早隔离、早治疗，按照不同传染病的规定，及时报告疫情，实施隔离措施。

3. 加强户外活动

儿童应保证充足的户外活动时间，制订合理的体格锻炼计划，如做早操、散步、跑步、爬山、逛公园、放风筝、跳绳等，借助春天升发之势以激发儿童阳气升发，愉悦心情，摆脱春困，增强抗病能力。

4. 适当增添衣物

春季天气乍暖还寒，气温忽高忽低，时有寒潮发生，而且北方寒冷气候则还要更长一些，所以防风保暖极为重要。俗话说"春捂秋冻，百病难碰"。"春捂"一定要捂得恰到好处，不要过早减少衣被。一般日平均气温未达到10℃时就需要"捂"，捂的重点部位应是背、腹、足底。"捂"背部可预防感冒的发生；"捂"腹部可以保护脾胃，预防消化不良和腹泻；"捂"脚可预防"寒从脚下起"，保护人体阳气。但"捂"要有度，一般来说，气温超过15℃时就没有捂的必要了。

5. 合理膳食

饮食宜清淡，多吃一些容易消化且富有营养的食物，以增强抵抗力。宜吃富含维生素A的食物，如胡萝卜、菠菜、南瓜、芹菜、苋菜、茄子、红黄色水果、动物肝脏、蛋类、奶类等；西红柿、西兰花、青椒、黄椒、油菜、小白菜等新鲜蔬菜和柑橘、猕猴桃、柠檬等富含维生素C的水果也需小儿多摄入。富含维生素E的食物对小儿智力发育有重要的生理功能，如莴苣、番茄、谷类、小麦胚芽油、棉籽油、绿叶蔬菜、蛋黄、坚果类、肉及乳制品中，维生素E含量均丰富。此外，主食上还应适当搭配粗粮，如玉米和燕麦片等。平时荤素搭配要均衡，早餐尤为重要，既能保证儿童生长发育的需求，又能使体内产生足够的热量增加御寒能力。平素还应注意要多喝水，充足的水分不仅有利于身体的新陈代谢，还能促进毒素的排出。

6. 避免去人口密集的场所

人口密度大的地方，空气不流通，病原菌易积聚，可通过空气、飞沫传播，加上儿童较好动，喜好摸、爬、滚、打等，故接触病原菌的机会再次增加而导致感染性疾病的发生。

7. 注意个人卫生

儿童须养成良好的个人卫生习惯，注意口腔清洁，每天早晚各刷牙一次，餐后用清水漱口，可以有效预防龋齿和咽部感染。还应注意勤洗手、勤洗澡、勤换衣服。尤其在外出后、玩耍后、饭前便后，需彻底把手清洗干净。

8. 注意环境适宜

保持室内温度、湿度适宜。如果室内外温差过大，会增加儿童患病的几率。经常开窗保持空气流通。北方春季气候干燥，可使用加湿器或在屋内勤洒水，家中有人感冒时，切忌与儿童近距离接触。

小贴士

如何摆脱春困

春天大地苏醒，万物复苏，经过一个严冬的蛰藏，气候由寒转暖，人体由冬寒进入春温，由"冬藏"转入"春生"，而且春天雨水较多，湿气较重。小儿阳气升发蓬勃，而阴血相对不足，同时脾喜燥恶湿，湿为阴邪，黏滞重浊，湿邪困脾，在春天表现为头重如裹，身体困乏，或大便不爽的"春困"现象。这时要借助春天的升发之势激发儿童的阳气升发，鼓励儿童增加户外活动，安排兴趣娱乐，服用健脾祛湿的中药或食物，锻炼身体，增强体质，摆脱春困，提高儿童的抗病能力。

第三章

夏季养生

一、夏季节气的自然规律

处于夏三月的六个节气分别为：立夏、小满、芒种、夏至、小暑、大暑，从每年公历 5 月 5 日至 8 月 6 日之间。此时艳阳高照，地热蒸腾，是一年中阳气最为旺盛、万物生机活跃的季节。

《素问·四气调神大论篇》曰："夏三月，此谓蕃秀，天地气交，万物华实，夜卧早起，无厌于日，使志无怒，使华英成秀，使气得泄，若所爱在外，此夏气之应，养长之道也。逆之则伤心，秋为痎疟，奉收者少，冬至重病。"夏天是万物繁荣、群芳争艳的季节，天气下降，地气上升，中医谓之"天地之交"，人体的新陈代谢变得非常旺盛，此时要顺应自然界阳气升发之性"动而向外"，使身体的阳气得到充分的舒展和发散。小儿"体属纯阳"，为稚阳之体，生机蓬勃，发育迅速，生理功能和形体结构都处于不断生长发育中，此时应借助自然界的夏季之盛阳以充实小儿的稚阳之体，积极参加户外活动，适当接受早晨和傍晚的太阳照射，吸收阳气以充实稚阳，促进血液循环以加快新陈代谢，增强生命活力，从而促进儿童的生长发育，有利于疾病的康复。夏季日照时间长，昼长夜短，作息时间宜迟睡早起。《素问·六节藏象论》曰："心者，生之本，神之变也；其华在面，其充在血脉，为阳中之太阳，通于夏气。"可见夏季与心的关系密切，要注意精神情志的调摄，忌火爆脾气，情绪过激易伤心神。夏暑炎炎，不宜食用肥甘厚味、辛辣上火之品，清淡饮食不仅清热祛暑、敛汗补液，还有助于增进食欲。幼儿要勤喝水，少贪凉，注意饮食卫生。

夏天主长，万物茂盛，应于人体主生长发育。此时大自然阳光充沛，热力充足，万物都借助这一自然趋势加速生长发育。在小儿长夏（农历 6 月，阳历 7 ~ 8 月间）应是脾气最旺盛、消化吸收力最强时期，是养"长"的大好时机，儿童要借此时期补充营养，加强锻炼，以促进儿童的生长发育。

二、夏季节气的气候特点及小儿养生要点

（一）立夏 —— 合理活动，养心为要

立夏是夏季的第一个节气，是"八节"之一，在每年公历 5 月 5～7 日交节，太阳到达黄经 45 度时称为立夏节气。立夏代表即将告别春天，是夏天的开始。此时全国各地阳光明媚，气温明显升高，雷雨也开始增多，农作物进入生长的一个重要时节，大自然呈现出一派生机勃勃、竞相生长、万物并秀的景象，正所谓："斗指东南，维为立夏，万物至此皆长大，故名立夏也。"我国古代将立夏分为三候："一候蝼蝈鸣，二候蚯蚓出，三候王瓜生。"比喻立夏节气一到，首先听到蝼蝈开始鸣叫，紧接着蚯蚓也忙着翻松泥土，然后王瓜的蔓藤开始快速攀爬生长。在这欣欣向荣的大自然中，人体的各项生理功能也由"春生"进入"夏长"的旺盛时期，此时小儿新陈代谢加快，机体能量消耗加大，营养物质的需求也为之增加。

立夏前后，全国各地天气逐渐炎热，气温明显回升，南方雷雨增多，而华北、西北等地降水仍然不多，加之春季多风，水分蒸发较快，可出现短暂的干旱。天干物燥，人体气血外向，出汗开始增多，人体的水分容易大量丢失，尤其是儿童，身体发育还不完善，调节能力较弱，很容易出现"上火"的症状。

1. 立夏养阳，适量运动，动则生阳

春夏之交，万物生发繁茂，阳气逐渐旺盛，是儿童养护阳气的最好时节。小儿"体属纯阳"，为稚阳之体，生机蓬勃，发育迅速，应借助自然界的盛夏之阳以充实小儿的稚阳之体，并加强锻炼，适量运动，补充营养，增强体质，促进儿童的生长发育，尤其阳虚体质的儿童可顺应盛夏之

阳以平衡机体的脏腑阴阳。中医认为"动则生阳"，在这个生机勃勃，枝繁叶茂的立夏时节，坚持体育锻炼，不仅能增强体质，还能提高机体适应外界环境变化的能力。但是由于气候炎热，人体能量消耗会有所增加，因此运动的强度不宜太大，同时还要注意及时补充水分和营养，避免大汗淋漓而耗伤阳气。家长可以带儿童到幽静的园林散步、慢跑、做保健操，还可以选择一些较为和缓的运动，如骑自行车、游泳、羽毛球、乒乓球等。适量的运动可以使儿童心旷神怡，神清气爽，暑热顿消。同时注意不要过于劳累，运动后要及时擦干汗水，避免受凉。

2. 立夏养心，平心静气，调节情志

夏天属火，与心相应，心主血脉。《素问·六节脏象论》云："心者，生之本，神之变也，其华在面，其充在血脉，为阳中之太阳，通于夏气。"心为阳中之太阳，心的阳气能推动血液循环，把营养物质输送到全身，维持人体的生命活动，心阳在夏季最为旺盛，功能最为强大。心为火脏，心气应于夏，夏天属火，火气通于心，火性为阳，阳主动。而且小儿在病理上表现为"心常有余"，心火偏亢，两火相逢，心神易忧而出现心神不宁，情绪不定，急躁不安。所以夏天重在养心，养心重在宁静，要善于调节情志。"心静自然凉"，静则生阴，以求阴阳平衡，以利于养心。小儿在此节气要适当参加户外活动，安排兴趣娱乐，培养儿童快乐开朗的性格，保持愉悦的心境，帮助他们调整不良情绪，减少烦恼，切忌狂喜大怒。

3. 立夏饮食，清淡生津，健脾开胃

前面我们谈到春季小儿应少吃酸性食物，而从立夏开始，肝气渐弱，心气渐强，此时就应该在饮食结构上增酸减苦，调养胃气。清淡平和、甘润生津的汤粥是立夏时节最适宜的主食，既养心健脾开胃，又消暑生津止渴。幼儿早晚餐食粥，午餐喝汤，这样既清解暑热，又滋养身体。煮粥时

可添加辅料，荷叶粥、冬瓜粥、百合粥、西瓜皮粥等都是非常适合宝宝夏季食用的粥品。此外，绿豆具有清热解毒、止渴利尿的功效，曾被李时珍高度评价为"济事之良谷也"，炎炎夏日喝一碗绿豆粥或绿豆汤，顿感神清气爽、心旷神怡。同时，春夏之交，气温升高，各种细菌开始繁殖生长，儿童要注意饮食卫生，预防肠胃疾病的发生。

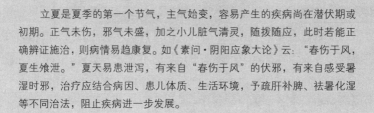

小贴士

立夏时分，防夏季发病

立夏是夏季的第一个节气，主气始变，容易产生的疾病尚在潜伏期或初期。正气未伤，邪气未盛，加之小儿脏气清灵，随拨随应，此时若能正确辨证施治，则病情易趋康复。如《素问·阴阳应象大论》云："春伤于风，夏生飧泄。"夏天易患泄泻，有来自"春伤于风"的伏邪，有来自感受暑湿时邪，治疗结合病因、患儿体质、生活环境，予疏肝补脾、祛暑化湿等不同治法，阻止疾病进一步发展。

（二）小满 —— 湿热为患，贵在运脾

小满是夏季的第二个节气，时值每年公历5月20～22日交节，处于太阳黄经60度。《月令七十二候集解》曰："四月中，小满者，物至于此小得盈满。"认为从小满开始，北方大麦、冬小麦等夏熟作物已经结果，籽粒渐至饱满，但还没有完全成熟，相当乳熟后期，只是小满，还未大满，故称为"小满"。此时自然界的植物都比较茂盛，农事活动也将进入大忙时节。古代将小满分为三候："一候苦菜秀，二候靡草死，三候麦秋至。"比喻小满节气中，苦菜已经枝繁叶茂；而喜阴的一些枝条细软的草类在强烈阳光的照射下开始枯死；此时麦子开始成熟。小满过后，降雨量明显增多，农谚云："小满不满，干断田坎。""小满不满，芒种不管。"这里的"满"形容雨水的盈缺，指出此时若降雨量不足，田里蓄不满水，就会造成田坎干裂，甚至芒种时也无法栽插水

稻，提示我们小满雨量充沛是开展农事活动的重要条件。此后全国各地气候渐次进入夏季模式，南北温差进一步缩小，闷热潮湿的天气即将来临。

1. 小满时节，湿邪为患，重在运脾

小满过后，大自然中阳气也处于一个"小满"的状态，气温逐渐升高，雨量增多，天气闷热潮湿，人体排汗后湿热交加，极易引发一系列与湿气有关的疾病，中医称之为"湿邪"。中医认为脾"喜燥恶湿"，湿易困脾而表现为食欲不振、腹胀、呕吐、腹泻、舌苔白腻或黄腻等脾胃运化功能失常的症状。同时，小满湿热的气候也是各类皮肤病的高发时节，容易罹患湿疹、荨麻疹等，对于"脾常不足"的小儿尤为明显。因此，在此节气小儿养生健脾为要，健脾重在运脾，调理脾胃。调理重在运脾化湿，脾气得运，湿邪乃去，水谷精微得以充分吸收，以利于儿童的生长发育。要注意调整好儿童的生活节奏，保持心情舒畅，饮食调养宜以清淡为主，常吃具有健脾利湿作用的食物，如山药、薏苡仁、茯苓、赤小豆、冬瓜等；忌食甘肥滋腻，生湿助湿的食物，如动物脂肪以及辛辣温热助火之品及油煎熏烤之物。

2. 小满睡满，安神养心，适时补水

俗话说"热天睡好觉，胜吃西洋参"。小满时节正逢五月下旬，昼长夜短，气温变化较大，多雨潮湿，容易滋生各种细菌、病毒而发生各种感染性疾病。此时睡眠应顺应自然界阳盛阴虚的变化，做到"迟睡""早起"，适当午睡，以接受天地的清明之气，以保持饱满的精神状态以及充足的体力。充足的睡眠有利于儿童养心安神，提高机体免疫功能，增强抗病能力。夏天属阳，阳气主泄，儿童应顺应节气特点适当出汗，但不能过度出汗。小儿为稚阴稚阳之体，体温调节中枢发育尚未完善，汗腺调节功能较弱，夏天气候炎热，容易大汗淋漓，耗气伤阳。汗为心之液，汗多易

耗伤心阳。所以，夏天运动要适量，避免高温活动，出汗较多时要注意适时补充水分，促进体内致热物质从尿、汗中排泄，达到清热排毒的目的。大量出汗时可以适当饮用淡盐水以补充电解质，此外，果蔬中也蕴含丰富的钾元素和人体所需维生素，可适当摄取。

（三）芒种 —— 热蒸湿蕴，谨防瘟疫

芒种标志着仲夏时节的开始，时值每年公历 6 月 5～7 日交节，处于太阳黄经 75 度。《月令七十二候集解》曰："五月节，谓有芒之种谷可稼种矣"。指大麦、小麦等有芒作物种子已经成熟，正待抢收；晚谷、黍、稷等夏播作物也正是播种最忙的时节，即为"有芒的麦子快收，有芒的稻子可种"，故称为"芒种"，也叫"忙种"。古代将芒种分为三候："一候螳螂生，二候鹏始鸣，三候反舌无声。"比喻在这一节气中，螳螂在上一年深秋产的卵子因感受到阴气初生而破壳生出小螳螂；喜阴的伯劳鸟开始在枝头出现，并且感阴而鸣；与此相反，能够学习其他鸟鸣声的反舌鸟，却因感应到了阴气的出现而停止了鸣叫。这是一个郁郁葱葱、辛勤繁忙的时节，此时我国长江中下游地区会出现雨期较长的阴雨天气，正逢梅子黄熟，故又称为梅雨季节。

1. 梅雨季节，雨水纷纷，祛湿为要

芒种时节，我国南方雨水较多，天气炎热，水汽蒸腾，湿热交结，困阻脾胃。小儿脾常不足，喜燥恶湿，湿热之邪易于伤脾，脾失健运，则小儿消化功能减弱容易表现为食欲不振，困倦乏力，恶心呕吐等脾虚湿困的症状。"芒种夏至天，走路要人牵，牵的要人拉，拉的要人推"，这句谚语形象地描述了芒种时节人们懒散混沌的状态。同时，此时气温升高可致机体新陈代谢旺盛，体能消耗增加，对营养物质的需求增多，若蛋白质营养摄入不足，会直接影响健康。所以芒种时节小儿养生重在健脾，健脾贵在祛湿，可适当应用健脾化湿中药或药膳，如苍术、薏苡仁、藿香、扁豆

花、茯苓等。饮食以祛湿清补为原则，所谓清补，就是消暑生津以补充人体的需求，清补之品包括猪、鸭、鱼肉、豆制品和水果蔬菜等。唐代孙思邈倡导饮食"常宜轻清甜淡之物，大小麦曲，粳米为佳"。粥是最适宜儿童的清补之品，一碗绿豆粥或荷叶粥清暑益气，生津止渴，顿时可令人气爽神怡。

2.芒种时节，热蒸湿蕴，谨防瘟疫

芒种时节天气炎热，我国长江中下游地区出现阴雨连绵的梅雨天气，夏至将至，天气渐热，雨水增多，热蒸湿动，湿热交结，物品发霉，蚊虫滋生，多种细菌、病毒滋生而引发各种感染性疾病，是小儿多种传染病的高发季节，如手足口病、水痘、登革热、痢疾等，故5月有"百毒之月"称谓。因此，梅雨季节小儿养生要多晒太阳，勤晒衣物，开窗通风，适当活动，以防瘟疫。也可应用雄黄、艾叶或食醋对居住环境进行熏蒸消毒。传染病流行期间尽量不带孩子去人多的公共场所，注意卫生，勤更衣、勤洗澡、勤洗手、多喝水。

（四）夏至 —— 适宜活动，固阳助长

夏至时值每年公历6月21～22日交节，当太阳到达黄经90度（夏至点）时开始，为"八节"之一。此时太阳直射地面的位置到达一年的最北端，几乎直射北回归线，北半球各地的白昼时间达到全年最长，《恪遵宪度抄本》有云："日北至，日长之至，日影短至，故曰夏至。至者，极也。"古代将夏至分为三候："一候鹿角解，二候蝉始鸣，三候半夏生。"比喻鹿的角朝前生，属阳，夏至阴气始生而阳气始衰，所以阳性的鹿角便开始脱落；雄性的知了在夏至后因感阴气之生便开始鼓翼鸣叫；半夏这类喜阴的生物开始逐渐繁盛，而阳性的生物却开始衰退，这是一年中阳气最旺的时节。

1. 夏天主长，适宜运动，固阳助长

夏天主长，万物茂盛，应于人体主生长发育。小儿养生要顺应夏至"阳盛于外"的特点，着眼于一个"长"字，开展适宜运动，借助自然界气候的盛阳之势以固护小儿纯阳之体，促进小儿的身高、体重及生理功能的发育和完善。家长不仅要注意闷热的气候对孩子的影响，还要让孩子勤于锻炼、适宜运动，在出汗的同时注意补充水分，以利于小儿体内代谢的正常运行。家长不能因为天气热容易出汗而让小儿待在空调房里，或不让小儿参加运动，这样容易使儿童难以适应外界温度环境的变化，降低机体的抗病能力，致使汗液无法正常排泄而影响机体的水液代谢平衡，也不利于儿童的生长发育。

2. 夏至通心，养心安神，贵在心静

夏至阳气生长至极，盛阳向外，出汗量远远多于其他节气，而"汗为心之液"，大量出汗容易耗伤心气，使心气涣散，故有"夏至与心气相通"之说。夏至，暑、湿、热三气交蒸，小儿容易产生动则汗出、无精打采、生活懒散、不思饮食、不欲学习、心烦急躁的"苦夏"心态。此时要调养情志，走出户外，旅游赏景，娱乐运动，保持心情愉悦，静心则安神，安神则养心。《养生论》云："更宜调息静心，常如冰雪在心，炎热亦于吾心少减，不可以热为热，更生热矣。"认为"心静自然凉"，炎炎夏日，应当保持精神清爽，心气平和，心情愉悦，神志安宁，想像冰雪融化在心的感觉，就不会感到天气那么炎热。否则夏至炎热扰乱心神，引起心烦气躁，心动热甚，则身体感觉更热。特别是对心智尚未成熟的小儿来说，热天更容易烦躁不安、易哭易闹，这样更会引起家长的烦躁不安，进而影响孩子的情绪，导致恶性循环。因此家长应当注意调养精神，使自己和孩子都保持轻松愉快的良好心境，这样才能利于儿童的生长发育。

夏至时分，清除夏季病邪，预防秋季疾病发生

夏至在夏季的中间之时，夏季的主气和客气变化已过一半，机体对此已有一定反应。这时可采用扶正祛邪、调整阴阳、调和气血等以恢复机体功能，驱邪外出，使疾病不再损伤正气。如夏季炎热，气血运行于表，脾胃相对较虚，若此时小儿贪食冷饮、西瓜等，脾胃容易受寒，引起运化功能失调，出现腹痛腹泻、恶心呕吐等胃肠疾病，如果不及时治疗，则病情转变迅速。即便当时没有出现症状，也可能在入秋后出现秋季腹泻等疾病。此时宜健脾益气、祛暑化湿，既可消除病邪，防止病邪稽留，又可扶正固本，保护正气。

（五）小暑 —— 暑热湿蒸，清暑燥湿

小暑在每年公历 7 月 6～8 日交节，太阳到达黄经 105 度时开始。《月令七十二候集解》云："六月节……暑，热也，就热之中分为大小，月初为小，月中为大，今则热气犹小也。"认为暑天炎热，小暑为小热，还没到大暑大热。古代将小暑分为三候："一候温风至，二候蟋蟀居宇，三候鹰始鸷。"比喻小暑时节空气里不再有一丝凉风，而是热浪来袭；蟋蟀因为炎热离开了田野，到庭院的墙角下避暑；老鹰因地面温度太高而开始练习搏击长空。此时江淮流域梅雨先后结束，盛夏拉开序幕，即将进入三伏天，"出梅入伏"为小暑的标志。

1. 出梅入伏，夏应于心，宁静养心

小暑是从梅雨纷纷的季节渐入暑天三伏节气，此时天气炎热，暑热上炎，湿气蒸腾。"伏"即伏藏，意指人们暑天应当伏藏在家，减少日间出行，以避暑热，尤其要避开午后热辣的太阳。暑热炎炎，心脏排血量明显下降，对各个脏腑器官的供氧相对不足，故暑天小儿养生要注意少动多

静、宁静养心，父母可以多带儿童去林间散步，或游泳活动，或在室内观景纳凉，室内空调温度设置应在27℃以上，居室内外温差控制在10℃以内为宜，以防暑天受凉感冒。午后要适当休息，但不宜贪睡。避免暑天暴晒或过量运动，大量出汗可以耗伤心肺阳气。同时，小婴儿应避免接触太阳直射和热辐射，以防暑热灼伤和暑天中暑。

2. 小暑炎热，暑热湿蒸，清心降暑

小暑时节，太阳炎热，雷雨阵阵，暑热上炎，湿气蒸腾，暑湿黏滞，易于困脾。小儿"脾常不足"，脾喜燥恶湿，湿热困脾，易伤脾胃，且暑天小儿喜饮冷饮，饮食不洁，脾胃受寒，更伤脾胃，脾虚不能运化水湿容易引起腹胀纳呆、腹痛泄泻、恶心呕吐等消化道疾病。夏至时节，热气上蒸，暑热交结，内泛入心，引起小儿胸闷、汗出不畅、困倦乏力等表现，甚至汗出不透、暑热无处散发而长出痱子。小儿"肺常不足"，卫外不固，暑天喜饮冷饮，冰冷刺激可降低小儿呼吸道抵抗力，容易感受暑湿之邪，湿为阴邪，其性黏滞，故暑湿感冒较一般感冒不易恢复。因此，暑天可适当服用清暑凉茶，如小儿七星茶、六一散、绿豆汤等，以清心降暑，芳香化湿。同时要坚持适当运动，及时补充水分，保持空气流通，不要睡凉地板等。

3. 长夏属湿，湿应于脾，醒脾燥湿

夏天中的长夏（农历6月、公历7～8月）主化，脾主运化，内应于脾。长夏，脾主运化，是小儿脾胃消化、吸收营养的大好时期，脾健则小儿气血生化有源，以利于小儿强壮后天，促进儿童的生长发育。因此，小儿养生要顺应长夏节气特点，适当增加营养，善用化湿食品，借助自然界的气化趋势醒脾祛湿，醒脾重在运脾燥湿。长夏属湿，湿气通于脾，而脾喜燥恶湿，湿邪侵袭脾胃，容易引起腹胀纳呆、恶心呕吐、腹痛泄泻、舌苔厚腻等湿困脾胃的症状。此时要善于醒脾燥湿，服用藿香、佩兰、白豆蔻花、薄荷、生姜等芳香化湿之品及健脾养脾的药物如白扁豆、白术、

薏苡仁等。亦可服用豆制品，如绿豆、白扁豆、四季豆、赤小豆、薏苡仁等以清暑健脾利湿。

（六）大暑 —— 宁静养心，谨防中暑

大暑是夏季最后一个节气，每年 7 月 22～24 日交节，太阳到达黄经 120 度时开始。《月令七十二候集解》云："暑，热也，就热之中分为大小，月初为小，月中为大，今则热气犹大也。"意指此时天气比小暑更为炎热，故曰"大暑"。大暑是一年中最热的时候，赤日炎炎，砾石流金，一股股热浪在空气中涌动。古代将大暑分为三候："一候腐草为萤，二候土润溽暑，三候大雨时行"。比喻陆生的萤火虫产卵于枯草上，大暑时，萤火虫孵化而出；接着天气开始变得闷热，土地也很潮湿；继而时常雷雨出现，大雨减弱了暑热湿气，阳极阴始，天气逐渐向清爽的立秋过渡。

1. 大暑大热，湿热交蒸，谨防"疰夏"

俗话说"小暑不算热，大暑三伏天"。大暑之后气温便达到一年中的顶峰，而此时湿气也是一年中最重的时节。酷暑与多雨交织，赤日炎照，水气蒸腾，湿热交结，小儿脾常不足，湿热易于困阻脾胃，脾失运化，气机阻滞，而表现为困倦懒散、食欲不振、脸色发黄、大便黏腻、舌苔白腻或黄腻等"疰夏"症状。因此，家长要注意室内经常开窗通风，保持环境干燥凉爽。指导小儿适宜进行活动，如游泳、林中散步等，但活动时不可使其大汗淋漓，以免耗伤小儿稚阳之气，并要及时补充水分，衣服汗湿后要及时更换或加块汗巾。饮食宜清淡少油腻，少吃冷饮，呵护好小儿身体的稚阳之气。还可多食瓜类食物，如西瓜、苦瓜、丝瓜、冬瓜等，具有清暑利湿，养阴生津的作用。

2. 大暑炎热，宁静养心，谨防中暑

大暑时节，气候进入了一年中最炎热的阶段，炎夏之日，暑热亢盛，

儿童容易烦躁不安，好发脾气，若长时间暴露在高温环境，或终日逗留室内，居室闷热，空气潮湿，湿遏热伏容易引起小儿中暑，表现为突然头昏高热、口渴多汗、胸闷恶心、全身乏力、手足微凉，甚至猝然昏厥等。此时可服用防暑中药或食物，如六一散、绿豆汤等，或用滑石10g，白菊花6g，藿香3g，薄荷2g，甘草2g煎汤代茶饮用。家长要帮助儿童调整心情，宁静养心，心情急躁时要学会转移注意力，可以静听舒缓的音乐，阅读幽默的故事书，使暑天紧张苦闷的心情得到放松，开心快乐地度过炎夏。

3. 夏天饮食，"吃苦为要"，瓜果为辅

夏天暑气炎热，养生饮食重在吃"苦"。苦味入心，清心降火，常吃苦瓜、莲子心、苦丁菜等苦味食品能达到清心降火的养生目的。而西瓜、苦瓜、冬瓜、丝瓜、西瓜翠衣（西瓜的外皮）等都具有清暑利湿的功效，西瓜被称为"天然白虎汤"，西瓜翠衣是最好的清暑食品，做汤或凉拌均可。夏天要注意补充水分，暑天热重、阳重、汗多，容易耗津伤阴，水为至阴，常多饮水可以直接养阴生津，是夏天养生的第一良方。

同时，大暑也是小儿阳气最旺盛的时节，正是"冬病夏治"的最好时机。根据"春夏养阳"的原则，在三伏天选取一定的药物敷贴、针灸、拔罐及饮食调理，从而达到防病治病的目的。小儿脏气清灵，随拨随应，恰当施治，则易趋康复。对每逢冬季发作的慢性疾病如支气管哮喘、过敏性鼻炎等阳虚证治疗效果显著。

三、夏季节气的易患疾病及其特点

夏季是一年中最热的季节，酷暑炎热，雨水较多，水湿蒸腾，湿热交结，细菌、病毒容易滋生、繁殖和传播。小儿肌肤娇嫩，卫外不固，形气未充，脏腑娇嫩，容易受到暑湿之邪侵袭而发生呼吸道疾病、消化道疾

病、皮肤疾病和传染性疾病等。

（一）消化系统疾病

小儿胃肠道疾病常从每年五、六月份开始增多，七、八月份达到高峰。夏季常见消化系统疾病有急性胃肠炎、细菌性痢疾和厌食症等。细菌性痢疾详见传染性疾病。

急性胃肠炎表现为蛋花汤样或水样便，排便次数增多，可伴有发热、呕吐、腹痛等症状及不同程度的脱水、酸碱平衡紊乱。家长应注意小儿喂养卫生，奶瓶、奶嘴使用后要用开水烫洗，培养孩子饭前便后勤洗手的习惯。

夏季厌食症，是指处于天气炎热的夏季，暑湿交结，困阻脾胃，孩子容易出现食欲不振、胃口不开，就连平时喜欢吃的饭菜都不想吃，而孩子的全身脏器并没有异常的病变，此时应注意清暑利湿，醒脾燥湿，摄入清淡、易消化的食物，佐以清暑利湿的药膳等。

（二）呼吸系统疾病

夏季由于天气闷热，使用空调容易导致室内外温差较大是引起儿童呼吸系统疾病发生的重要原因。常见呼吸系统疾病主要有暑邪感冒、疱疹性咽峡炎、咽结合膜炎等。

暑邪感冒是夏季特有的感冒，也就是老百姓俗称的"热伤风"，主要表现为高热无汗，头痛，身重困倦，胸闷泛恶，食欲不振，或有呕吐、腹泻、咳嗽。

疱疹性咽峡炎是由肠道病毒引起的疾病，主要特征为急起发热、咽痛、流涎、拒食、呕吐等，体检时可见咽部和软腭数个灰白色疱疹，周围绕以红晕，由于疱疹会引起疼痛，患儿常哭闹不安，不欲进食。

咽结合膜炎是一种夏季多发的特殊类型的上呼吸道感染，由腺病毒引起，以发热、咽炎、结膜炎等为特征，主要症状为高热、咽痛、眼部刺痛。

（三）皮肤病

由于天气炎热，出汗多，盛夏最容易出现的幼儿皮肤病是痱子。痱亦称为粟粒疹，是由于闷热环境中出汗过多且不易蒸发，导致汗腺导管口阻塞，汗液潴留而引起汗管破裂，汗液外渗入周围组织而引起的浅表性炎症反应。皮疹好发于肘窝、腋窝、颈、胸、背等，但手掌与足底不出现。主要表现为发病急骤，先出现红斑，继之出现密集排列的丘疹或丘疱疹，周围绕以红晕，抓挠后可继发感染为脓疱疮。

（四）传染性疾病

夏季是手足口病的流行季节，是由肠道病毒引起的传染病，多发生于5岁以下的婴幼儿，表现为口痛、拒食、发热、手、足、口腔等部位出现小疱疹或小溃疡，多数患儿一周左右自愈，少数患儿可引起心肌炎、肺水肿、脑膜脑炎等并发症。目前尚缺乏有效治疗药物及疫苗预防。

流行性乙型脑炎（简称乙脑）是由乙脑病毒引起的中枢神经系统急性传染病。多数患儿表现为症状轻微或为无症状的隐性感染，少数出现中枢神经系统症状，表现为高热、头痛、恶心和呕吐、意识障碍、惊厥等。夏季蚊虫多、炎热潮湿，蚊虫为传播媒介，多发生于10岁以下儿童。如果治疗抢救不及时，可危及生命或留下严重的后遗症，发现疑似症状要及时到医院就诊。

细菌性痢疾（简称菌痢）是通过粪-口途径传播的肠道传染病。痢疾杆菌经消化道感染人体后，以结肠化脓性炎症为主要病变，并释放毒素入血。主要表现有发热、腹痛、腹泻、里急后重、黏液脓血便，同时可伴有全身中毒症状，严重者可引发感染性休克和中毒性脑病，发现疑似症状要及时到医院就诊。

急性卡他性结膜炎俗称"红眼病"，是夏季最易染上的眼科传染病。

多由细菌感染或病毒引起，主要通过接触传染。发病急，潜伏期短，通常表现为双眼瘙痒不适、流泪怕光、不敢睁眼、眼睛红肿疼痛，或伴有黏液或脓性分泌物。若脓性分泌物多为细菌感染可能性大，若泪液多则多数为病毒感染引起。

（五）中暑

中暑是夏季常见病，主要是由于长时间暴露在高温环境中引起机体体温调节失去平衡，机体大量蓄热，水盐代谢紊乱所致的一组临床证候群，通常表现为高热、头昏、胸闷、大量出汗、口渴恶心、全身明显乏力，甚至突然晕倒。

> **小贴士**
>
> ### 预防"夏季热"
>
> 夏季热，又称暑热症，是婴幼儿时期特有的疾病。临床以入夏后长期发热、口渴多饮、多尿、汗闭或少汗为特征。多见于3岁以下小儿，主要发生于我国南方气候炎热地区。与气候有密切关系，气温越高，发热越重，发病时间多集中于6、7、8三个月。因本病有严格的季节性，发病于夏季，秋凉以后，症状多能自行消退，故名夏季热。有的患儿可连续数年发病，随着年龄增大，其发病症状可逐步减轻，本病预后多为良好。

四、夏季易患疾病的防病要点

夏季是儿童多发疾病的季节，酷暑与多雨交织，细菌病毒易于滋生、繁殖和传播。夏天气候炎热，人们往往贪恋空调环境和生冷饮食，体内容易生湿化热，儿童容易受到各种细菌病毒的侵袭而发生呼吸道疾病、消化道疾病、皮肤感染和传染性疾病。因此，家长不仅要帮助孩子养成良好的作息习惯，还需采取必要的预防措施，让儿童健康快乐地度过炎夏。

（一）谨防"病从口入"

预防消化系统疾病的关键是把好"病从口入"关。食品采购应选择新鲜食物，不要购买病死的家禽、家畜、不新鲜的水产品；烹饪食品要煮熟，生熟食品用的厨具要分开；在饮食中要注意合理膳食，不能暴饮暴食，不宜生吃食物，少吃冷饮和街头小吃；要勤剪指甲，饭前便后勤洗手，吃瓜果前要洗净、削皮；保持生活环境卫生清洁，消灭蚊蝇、蟑螂等害虫。夏季正值肠道传染病高发季节，一旦爆发就会迅速蔓延，如发现特殊传染病要及时进行隔离治疗，家中病人用过物品用具要及时消毒，妥善处理婴幼儿粪便。

（二）增强自身免疫

鼓励儿童积极参加适宜的运动锻炼，以增强体质抵御病邪，要多喝水，多吃新鲜水果蔬菜。夏日里可适量饮用淡盐水、绿豆汤、西瓜汁等清凉饮料，饮食要均衡，不偏食挑食，保证充足的睡眠；小儿出生后，必须按照我国政府规定的儿童计划免疫程序及时接种各种疫苗，通过接种疫苗可以有效地预防痢疾、伤寒、甲型肝炎等疾病的发生。同时，可以在中医医生的指导下应用中药进行养生调理，改善体质，增强机体的抗病能力。

小贴士

冬吃萝卜夏吃姜，不劳医生开药方

民间有谚语："冬吃萝卜夏吃姜，不劳医生开药方。"生姜性味辛温，入肺、胃、脾经。可发汗解表，温中止呕，温肺止咳。夏天骄阳似火，人体毛孔开放，热量散失多，加之过食冷饮，容易形成"外热内冷"的体质，久而久之造成内脏"受凉"，此时多吃生姜可以祛寒暖胃，避免内脏"受凉"，保持身体阴阳平衡，例如儿童因进食寒凉食物太多而造成的呕吐、腹痛、腹泻时，可适当吃姜能防治胃肠炎。

（三）管理传染源

幼儿集中的托幼机构要加强晨检工作，及时发现和隔离患儿；家里如果有感冒的大人，应尽量避免与孩子接触，或戴上口罩以防传染；对已患传染病的儿童做到早发现、早隔离、早治疗，及时做好疫情报告。

（四）冬病夏治

春夏之交，万物生发繁茂，阳气逐渐旺盛，是儿童养护阳气的最好时节。小儿"体属纯阳"，为稚阳之体，生机蓬勃，发育迅速，应借助自然界的盛夏之阳以充实小儿的稚阳之体，尤其是阳虚体质的儿童更要顺应盛夏之阳以平衡机体的脏腑阴阳，利用夏天治疗冬天患有阳虚阴寒所引起的疾病，如哮喘、过敏性鼻炎、反复呼吸道感染等疾病，临床疗效显著。夏天阳气旺盛，是治疗冬天阳虚阴寒的最好时机，如能在夏天合理补阳，养生调理，到冬天时节症状就可以明显减轻或不发病。因为夏天阳气盛，是治疗阳虚阴寒一类疾病的好时机。有上述阳虚导致的疾病，在夏天就应该补阳。包括多吃温阳食物，如羊肉、鸡肉、狗肉，可以炖人参或熟附子3 g 或黄芪等。同时配合温阳散寒、利水的食物，如茯苓、苍术、薏苡仁等。要注意的是，附子必须要炖 3 小时以上，并在医师指导下使用。

小贴士

何谓"疰夏"

疰夏，又叫苦夏，是中医学特有的病名，是夏季的一种常见病。疰夏多由长期体虚儿童感受暑热之气所致，表现为头痛心烦、食欲不振、乏力倦怠、体热多汗、消瘦等为特征的外感热病。因每到夏季发病，秋凉后常常自趋痊愈，故有"春夏剧，秋冬瘥"的发病特点，与夏季热有相似之处，但其主要症状不尽相同。

第四章

秋季养生

一、秋季节气的自然规律

秋季是从立秋之日起到立冬之日止，包括立秋、处暑、白露、秋分、寒露、霜降6个节气，时间从每年公历8月7或8日至11月6日之间。立秋预示着秋天的到来，而秋天具有天高气爽，日明风清，气温逐渐下降的特点，从立秋到立冬转变期间，在气候上，一方面表现为盛夏余热未清，秋阳肆虐之象，另一方面表现为寒流逐次侵袭，冬令肃杀之气。此时阳气渐收，阴气渐长，暑去凉来，乃一年之中"阳消阴长"的过渡阶段，亦是果实饱满、万物成熟的季节。

《素问·四气调神大论篇》曰："秋三月，此谓容平。天气以急，地气以明，早卧早起，与鸡俱兴，使志安宁，以缓秋刑，收敛神气，使秋气平，无外其志，使肺气清，此秋气之应，养收之道也。逆之则伤肺，冬为飧泄，奉藏者少。"秋天气候清肃、其风劲急，空气干燥，而小儿脏腑娇嫩，腠理疏松，肺为娇脏，喜润恶燥，阴常不足，卫气不固，变化多端的气候导致小儿临床上容易疾患呼吸系统和消化系统疾病，如秋泻、秋咳等。因此，儿童要顺应秋天阳气渐收、阴气生长的特点，将敛阳养阴作为小儿秋季养生的核心思想。具体表现为在作息时间方面，儿童应当早睡早起，夜为阴，日为阳，早睡早起则养阴敛阳，使情志得以安定，用以缓冲秋季的肃杀之气对小儿的影响，所谓"平静敛阴"；在调摄情志方面，应当保持情绪的稳定，使肺气清肃，所谓"收神蓄阴"；在体育锻炼方面，应当收放有度、适量活动，以收敛宣散的阳气，使人体能够适应秋季的变化，所谓"内敛护阴"。总之，秋季是夏冬转换之枢纽，儿童在享受秋高气爽带来的舒适愉悦之时，要顺应秋季的气候变化特点，注重敛阳养阴，谨防疾病发生。

二、秋季节气的气候特点及小儿养生要点

（一）立秋 —— 敛阳养阴，养肺为要

立秋是秋季的第一个节气，代表着秋天的开始，每年 8 月 7～9 日太阳到达黄经 135 度时为立秋。《月令七十二候集解》云："秋，揪也，物于此而揪敛也。"指出秋天是收敛的季节，万物趋于平静。秋意味着秋高气爽、风和日丽；秋也意味着万物成熟、收获封藏。我国古代将立秋分为三候："一候凉风至，二候白露生，三候寒蝉鸣"。比喻立秋渐渐送走炎热的夏天，迎来徐徐的凉风，秋高凉爽，舒适愉悦；随之带来的是晨有雾气，地有露水，萧瑟的寒凉之气令鸟蝉悲怜鸣叫。立秋之时，气化转收，暑热渐退、秋雨将至、秋令肃杀，凉意渐浓，正如谚语所云"一场秋雨一场寒"，但是"秋老虎"的余威还是令人感到一丝不适。"秋老虎"即立秋过后短期的回热天气，出现晴朗少云、日射强烈、气温回升，多发生在 8、9 月之交，这段时间暑意难消，天气闷热。此时虽已入秋，但还是应注意防暑降温，特别是儿童，因机体防病能力较弱，暑湿之气易留伏体内，导致发热、咳嗽、腹泻、呕吐等疾病的发生。

1. 立秋时节，万物收敛，养肺为要

立秋之时，暑热渐退，凉意渐来，盛夏余热，秋阳肆虐。一方面盛夏余热未清，"秋老虎"肆虐，另一方面寒流逐次侵袭，气温逐渐下降，气候温差较大，秋阳肆虐，空气干燥，阳气渐散，阴气始生。秋令为金，与肺相应。肺为娇脏，主呼吸，在志为忧（悲），喜清润恶干燥。小儿肺脏娇嫩，阴常不足，燥为阳邪，易于伤阴，秋阳肆虐，阳气易散，导致儿童抗病能力低下。故立秋时节小儿养生应以敛阳养阴为要，养阴以肺为主，养肺以润为要，临床上常常采用益肺健脾的食品，如藕节、杏仁、百合、

银耳、荸荠、秋梨、蜂蜜、猕猴桃等，或用益肺固表的中药加以调理肺卫，以预防小儿秋季的儿童哮喘、过敏性鼻炎、反复呼吸道感染、秋咳、秋泻等疾病的发生。

2. 立秋养阴，早睡早起，运动有度

立秋之后，白昼渐短，夜晚变长，阳气渐散，阴气始生，阳消阴长。因此，小儿养生要借助秋天阳消阴长之势顺势养阴，特别是春夏伤阴耗津儿童，更要抓紧秋冬时机养阴生津，以调整机体的阴阳平衡。秋三月要早卧早起，收敛神气，保津敛汗，勿使阳耗。早晨阳气升发，早起床可以顺应天时，使身体收摄一定的阳气以护阳气，为儿童生长发育和抵御病邪储备动力；夜晚阴气生长，早入眠可以安定神志，收敛精气，使志安宁，以养肺阴。养肺还要保持乐观开朗的精神面貌，使志安宁，以缓秋刑，切忌忧伤悲悯，情绪抑郁。家长应做好心理疏导工作，多陪伴、多引导、多行快乐有益之事，使儿童心情舒畅，以适应秋季"容平"之气，这样才能使肺气调达，宣降有度，避免呼吸系统疾病的发生。立秋时节，秋高气爽，气候怡人，是锻炼身体的最佳时间。儿童运动易选取清净整洁之地，如公园、湖畔、林荫大路等，需家长陪伴，时间不宜过久，以微微汗出为好，以免阳气耗散过度。运动过后要及时更换衣服，适当补充水分等。

3. 立秋饮食，少辛多酸，助肺敛气

《素问·藏气法时论》曰："肺主秋，……肺收敛，急食酸以收之，用酸补之，辛泻之。"认为酸味可以收敛肺气，而辛味可以发散肺气。立秋时节，小儿养生重在养肺，肺气宜敛不易散，因此在饮食上要做到"多酸少辛"。要多食酸味之物，如苹果、山楂、梨、葡萄、柠檬等；少食辛味之物，如辣椒、葱蒜、韭菜、香菜、洋葱等，并可在小儿的菜肴中适当增加醋的使用。

立秋防病要点

立秋标志秋天的开始，至此，夏季的暑热渐退。特别是我国北方地区，立秋之后天气骤凉，早晚温差较大，儿童容易因"乍凉乍热"而罹患感冒、支气管炎、肺炎等呼吸系统疾病。南方地区则仍被高温笼罩，小儿容易因贪食生冷之物而发生急性胃肠炎等疾病。立秋开始，我国部分东南沿海地区仍暑湿较盛，霉菌容易滋生，若儿童衣物、玩具、餐具等清洁消毒不及时或不彻底，容易发生皮肤过敏等疾病，儿童还容易出现鹅口疮、腹泻等问题。

（二）处暑 —— 气候多变，润燥养肺

处暑时值每年公历 8 月 22 ～ 24 日交节，处于太阳黄经 150 度。《月令七十二候集解》曰："处，去也，暑气至此而止矣。"处为躲藏、终止之意，指夏天的暑热之气随着处暑的到来而告终止。我国古代将处暑分为三候："一候鹰乃祭鸟，二候天地始肃，三候禾乃登。"比喻处暑节气一到，老鹰开始大量捕食鸟类。天地间万物开始萧瑟凋零。各类农作物已经成熟。处暑时节，气候冷暖交替，早晚温差较大，秋风萧瑟，空气干燥，自然界的暑热阳气趋于收敛，凉爽的秋风迎面而来，人体的阴阳之气也阴长阳消。此时小儿养生要合理保暖，顺应四时气候的变化，润燥养肺，以保健康。

1. 处暑时节，阳消阴长，顺势养阴

处暑过后，暑热将止，秋意渐浓，阳消阴长是养阴的好季节。此时，儿童要顺应自然界阴阳消长规律，因势利导，顺势养阴，调和阴阳，以促进儿童生长发育。秋天是金色的秋天，是收藏的秋天，是硕果累累的秋天。小儿养生就要把心情融入到丰收的喜悦中去，去尽情地享受秋天的欢乐，活跃户外运动，保持乐观精神，动静相宜，使志安宁，以缓秋刑，愉情养阴。

2. 秋天养肺，贵在润肺，以防秋燥

秋令主燥，内应于肺，燥邪干涩，易伤津液。小儿肺为娇脏，阴常不足，性喜肃降濡润，既不耐于湿，更不耐于燥，湿则停饮，燥则伤津。又主呼吸与大气相通，外合皮毛，燥邪伤人，易伤肺卫，容易出现"秋燥"表现，燥邪客于肌表则皮肤干燥瘙痒；客于肺卫，则久咳难愈；客于大肠，则大便干结。所以小儿秋季养生重在养肺，养肺贵在润肺养阴。饮食上宜清淡，可适当进食酸味之物，少食辛辣之品，同时增加水分的摄入。小儿切忌因过度玩耍而大汗淋漓，以防津液耗伤过度，耗阳伤阴。儿童秋季勤沐浴有利于促进皮肤气血循环，起到润肤防燥、预防疾病的目的。

（三）白露 —— 寒气渐至，敛阳养阴

白露时值每年公历 9 月 7～9 日交节，处于太阳黄经 165 度。白露伊始，气温下降，露水渐重。古代将白露分为三候："一候鸿雁来，二候元鸟归，三候群鸟养羞。"比喻白露时节候鸟南飞迁徙，躲避寒冬，白鸟开始忙于觅食，储备过冬食物。白露一过，明显感觉到炎热的夏天已经过去，正如民间谚语所讲"白露秋风夜，一夜凉一夜""过了白露节，早寒夜冷中时热"。

1. 白露伊始，寒气渐至，顾护脾肾

白露伊始，气温下降，寒气渐盛，尤其是我国北方地区和山区，早晚温差较大。小儿寒冷不知自调，容易受凉而发生各种疾病。且小儿"脾常不足""肾常虚"，白露寒凉易伤小儿脾、肾之阳气，而使两脏功能失调，导致消化系统和泌尿系统疾病的发生，如腹痛、呕吐、泄泻、遗尿等。因此，白露时节小儿养生重在健脾固肾、养阴润燥。要特别注意小儿腹部的保暖，因脾、胃、肠等重要脏腑均聚集于此。所谓"五脏六腑之宫城，阴阳气血之发源"。若护理不周，感受寒闵之气，或食生冷寒凉之品，寒邪

直中肠胃，容易发生腹痛、腹泻、呕吐等症状。

2. 秋高气爽，动静相宜，敛阳养阴

白露时节，秋高气爽，日明风清，气候舒适，是外出郊游的好时节，是中小学校、幼儿园安排儿童外出游玩的最佳时期。仲秋之时，自然界阳气逐渐收敛，阴气始生，儿童要借助自然界秋阳之势以敛阳养阴，做到"动静相宜"，保持小儿阴阳精气的收敛内养状态，顺势养阴。但是，白露时节温差较大，小儿户外活动时间不宜过久，要避免过度嬉闹玩耍，汗流浃背，耗阳伤阴，若不及时擦汗更衣，容易受凉而引起外感疾病。

（四）秋分 —— 阴平阳秘，以平为期

秋分时值每年公历9月22～24日交节，太阳到达黄经180度。《春秋繁露·阴阳出入上下篇》记载："秋分者，阴阳相伴也，故昼夜均而寒暑平。"可见秋分时昼夜均分，秋分过后昼短夜长，暑热已过，寒凉渐至。古代将秋分分为三候："一候雷始收声，二候蛰虫坏户，三候水始涸。"比喻秋分过后，阳消阴长，暑去冬来，夏季的雷雨逐渐消失。随着天气的变冷，小虫子开始蛰居，躲避于洞穴中，并用细土将洞口封住以抵御寒气入侵。雨水逐渐减少，天气干燥，连江河湖泊中的水也快要干涸了。

1. 秋分养生，阴平阳秘，以平为期

《素问·至真要大论》曰："谨察阴阳所在而调之，以平为期。"秋分时节，昼夜均，寒暑平，阴阳相伴，小儿养生以平为期，阴平阳秘，精神乃治。在精神调摄方面，小儿要培养和保持乐观情绪，避免情绪流动，应心情平和、使志安宁，顺势养阴；在运动调摄方面，倡导户外活动，以轻松平缓、适量活动的娱乐项目为主，借助日明风清的秋天斜阳以敛阳，动静相宜，达到敛阳养阴，阴平阳秘的养生目的。同时，小儿夜晚睡前，以温热之水洗浴，有助收敛一身阳气的作用。

2. 秋分着衣，顺应节气，添减适宜

秋分时节，气温日渐转凉，小儿如何着装成为很多家长"烦恼"之事。白天温度仍稍高，衣着过厚则小儿汗水淋漓；夜晚温度骤降，衣着过薄小儿不知自调，容易受凉感冒。因此，秋分着衣要根据气候变化适时添减衣服，不可一套衣服从早穿到晚。早晚气温低，可多添一件薄外套或马甲，以护小儿娇嫩之脾胃；中午气温略高，可着薄款长衣长裤，切忌暴露皮肤过多，以免受凉生病。要注意小儿足部的保暖，小儿为稚阳之体，足部远离心脏，与地面直接接触，最易感受寒邪侵袭。

（五）寒露 —— 露气寒冷，固阳御寒

寒露时值每年公历10月8～9日交节，太阳到达黄经195度。古籍《通纬》中记载："秋分后十五日，斗指辛，为寒露。言寒露冷寒而将欲凝结也。"《月令七十二后集解》中亦云："九月节，露气寒冷，将凝结也。"指出寒露时期的气温比白露时更低，地面的露水更冷，将凝结成霜。白露标志着气候由炎热向凉爽的过渡，寒露则标志着气候由凉爽向寒冷过渡，

正如俗语所言"寒露寒露，遍地冷露。"古代将寒露分为三候："一候鸿雁来宾，二候雀入大水为蛤，三候菊有黄华。"比喻寒露之初鸿雁南飞。深秋天寒，鸟雀都不见了踪影。寒露之末，菊花遍地开放，处处尽显黄花。

1. 寒露寒起，重视保暖，固阳御寒

寒露时节，寒气渐浓，气温降低，小儿养生要注重保暖御寒，避免寒邪侵袭而发生呼吸系统疾病。小儿保暖以胸腹部和足部最为主要，民间谚语说"寒露脚不露"，可见足部保暖的重要性。人体经脉，"三阴皆会于足"，小儿为稚阳之体，足部容易感受寒邪而发生感冒、腹泻等疾病。小儿足部的保暖从袜子开始，厚薄松紧适宜，鞋子以宽松舒适的运动鞋或者布鞋为宜，以利于收敛阳气，固阳御寒，起到预防疾病的作用，同时也有利于小儿骨骼关节的生长发育。

2. 寒露时节，重阳登高，怡情敛阳

重阳节，也叫登高节、九月九、茱萸节等，民间有登高避秽之习俗。肺主秋令，在志为悲。秋风瑟瑟，景色凄凉，特别是北方的深秋，更让人容易产生"悲秋"的情绪。小儿心智发育不成熟，易受周围环境影响。所以重阳之时，外出郊游、登高远望，有助于小儿情绪的舒缓和心智的发育，借助秋天之重阳以敛阳御寒。与小儿交流时，家长和老师应注意语言和情绪的表达，以鼓舞激励为主，切忌过度批评或肢体惩罚，以免儿童悲伤过度，泪水伤阴，阴不敛阳，阳气耗散。

（六）霜降 —— 秋末初寒，保暖护阳

霜降是秋季的最后一个节气，时值每年公立 10 月 23～24 日交节，太阳到达黄经 210 度。《月令七十二后集解》说："九月中，气肃而凝，露结为霜矣。"此时天气更加寒冷，秋风萧瑟，露水凝结为霜。古代将霜降分为三候："一候豺乃祭兽，二候草木黄落，三候蛰虫咸俯。"比喻霜降开

始，豺狼等野兽将自己捕获的动物陈列储藏，以备过冬之需；二候时候，大地上的草树开始枯黄掉落；三候时候，蛰虫全部蛰伏于洞内，不动不吃，进入冬眠。霜降时节，是秋季与冬季的过渡节气，尚未完全退去秋季之燥热，又带有初冬之寒气，此时小儿养生重在护阳御寒。

1. 霜降养生，顾护阳气，御寒防病

秋季有"秋冻"的说法，所谓"春捂秋冻，不生杂病。"但进入霜降之时，"秋冻"则需有度，不可一味强求，避免适得其反。小儿为稚阴稚阳之体，腠理疏松，肌肤薄弱，卫外不固，不耐寒热。霜降时节阳气渐收，阴气渐盛，容易感受阴寒之邪侵袭而发病。此时，小儿要多晒太阳，加强锻炼，逐渐添加衣物，要借助自然界的阳光之气以御寒防冻，防止阴气过度聚集，促进自身阳气的收敛与保养，是霜降时节小儿养生防病的重点。

2. 霜降时节，进补有益，但需有度

霜降，是秋天最后一个的节气，也是秋季最寒冷的一个时节，此时适当进补有益于身体的健康，为迎接寒冬的到来补充物质基础。谚语有"补冬不如补霜降"的说法。所谓霜降之补是补基础，此时阳渐消，阴始生，小儿养生的要点是敛阳养阴，和于阴阳。只有夯实基础，才能平安地度过严寒的冬天，有利于小儿的生长发育。可适量增加摄入一些益气固阳的食物，如羊肉、牛肉、兔肉、萝卜、白果、芥菜、芡实、黄芪等，并稍佐养阴润肺之品，如沙参、麦冬等。霜降节气是脾脏功能最为旺盛的时节，小儿食欲旺盛，食量增加，因小儿脾常不足，容易引起食滞而发生消化系统疾病。所以家庭护理要做到饮食有节，进补有度，切忌暴饮暴食，盲目进补。

三、秋季节气的易患疾病及其特点

秋天是气候寒热交接时节，既有夏季的炎热之气，又有秋天干燥的特

点。此时，阳气渐收，阴气渐长，万物成熟，瓜果飘香，气候干燥，冷热多变，且小儿肺常不足，肌表不固，容易感受六淫之邪而发生呼吸系统疾病和过敏性疾病，如小儿呼吸道感染、过敏性鼻炎、支气管肺炎、哮喘等病。暑热过后，天气转凉，小儿食欲改善，食量增加。但是，小儿脾常不足，容易感觉寒邪侵袭而发生消化系统疾病，如秋泻、呕吐等。

（一）呼吸系统疾病

秋季是"燥"邪当令的时节，无论"温燥"还是"凉燥"，在小儿呼吸系统疾病方面，都容易表现为鼻塞、鼻痒、咳嗽少痰、咽喉干痒疼痛等"秋燥"症状。肺与大肠相表里，还可出现大便干结、肛门瘙痒；甚至肛裂等症状。燥为秋令，内应于肺，燥邪干涩，易伤津液，故出现干咳少痰，咽喉干燥，鼻塞鼻痒等秋燥症状。秋天多变的气候容易导致临床上出现反复干咳少痰，病情缠绵难愈的"秋咳"特点。小儿肺为娇脏，咳嗽日久，易伤肺气，耗伤肺阴，导致病情反复，迁延难愈。所以，秋天咳嗽要及时治疗，不宜拖延。

小贴士

关于秋燥（秋咳）

燥为深秋的主气，具有燥邪干涩，易伤津液和燥易伤肺的特点。秋燥又有温燥和凉燥之分，秋有夏火的余气，感受残暑之余气者发为温燥；又有近冬之寒气，而感受深秋之寒气者则发为凉燥。温燥咳嗽表现为咳嗽偏热的症状，常见干咳少痰或无痰，甚至痰中带血，咳声不扬，咳而不爽，鼻干咽燥，口干口渴，舌边尖红，苔薄黄而干，脉浮数，可伴有发热或微恶风寒，小便短少，大便干结等；凉燥咳嗽表现为燥咳偏寒的特点，常见干咳少痰，口鼻干燥，舌淡，苔薄白而干，脉浮或紧，可伴有恶寒或有热病，咽喉发痒或干痛，头痛无汗，鼻塞流清涕等。而秋季的温燥和凉燥的表现还与人的体质和机体的反应有关。

（二）消化系统疾病

秋泻，也叫秋季腹泻，是秋季小儿最常见的疾病之一，常因气候骤然变冷而发病，其病原体为轮状病毒，所以也叫轮状病毒性肠炎。轮状病毒主要侵犯 5 岁以下小儿，通过粪 - 口途径传播，也可以通过呼吸道感染而致病。临床主要症状为发热和腹泻，可伴有呕吐、咳嗽、流鼻涕等症状。腹泻有轻有重，每天大便次数不等，多为水样便或蛋花样便，呈黄绿色或乳白色，可有少量黏液，无脓血，无腥臭味，病程一周左右。由于发热、呕吐、腹泻，患儿容易出现脱水症状，要及时补液，纠正水电解质失衡。

（三）过敏性疾病

秋季是气候乍寒乍暖、变化多端的季节，也是过敏性疾病的高发季节。秋天气候多变，冷暖无常，草木丰盛，瓜果飘香，致使空气中的花粉和微生物等过敏原易于传播。小儿肺为娇脏，尤其是过敏体质患儿容易受凉及接触过敏原后而发生支气管哮喘、过敏性鼻炎、变态反应性荨麻疹等过敏性疾病。其发病特点可参照"春季防病"章节。

四、秋季易患疾病的防病要点

（一）顺应气候变化，合理增减衣物

立秋伊始，暑热渐消；处暑之时，夜晚渐凉；白露时节，寒意初显；秋分之际，白昼渐凉；寒露来临，暑热尽去；霜降袭来，秋去冬来。小儿的养生调护要顺应此"阳消阴长""热消寒长"的秋季时令特点，合理增减衣物，不可"秋冻"过头，也不可包裹过严。体弱儿或小婴儿应该在早晨及晚间外出时多准备一件外套，以备气温突变之需。

"秋冻"有度，百病难生

民间有"春捂秋冻"的习俗，即"春不急脱衣，秋不忙添衣"的养身保健方法，认为初秋时小儿有意识地让机体"冻一冻"，可避免因多穿衣服而出现的身热汗出、汗液蒸发、阴津伤耗、阳气外泄等情况，顺应了秋天阴精内蓄、阴气内守的养生需要。现代研究认为微寒的刺激，可以提高大脑的兴奋，增加皮肤的血流量，使皮肤代谢加快，机体耐寒能力增强，有利于避免伤风感冒等病症的发生。但是，秋冻要有度，要因人因时而异，若小儿体质虚弱，或深秋气候寒冷，或气温骤然下降，就不能一味追求"秋冻"，否则容易感受寒冷而发病。要根据气候特点，顺应节气规律，及时添减衣服。

（二）加强体育锻炼，增强防病能力

秋季是适宜户外活动和体育锻炼的季节，提倡小儿户外活动，多晒太阳，适量运动。户外体育娱乐可以愉悦心情，可借助秋阳之势以制秋风萧瑟之气，达到敛阳养阴、调和阴阳、增强体质的养生防病目的。适合小儿秋季运动的如慢跑、骑车、羽毛球、爬山等。此外，中医外治保健方法操作简单、疗效确切，特别适合小儿的秋季防病。

（三）优化饮食结构，顾护后天之本

脾胃乃后天之本，五脏六腑发挥其正常的生理功能都依赖于脾胃的濡养，小儿能快速地成长也依靠脾胃对营养物质的运化。所以，合理的饮食对脾胃功能的正常发挥起到至关重要的作用。秋季饮食，除了需摄入充足的优质蛋白、碳水化合物外，还应注意维生素和微量元素的摄入。这些物质多来源于瓜果蔬菜，中医学认为许多蔬果都有养阴润肺的功效，如雪梨、枇杷、橄榄、樱桃等。小儿秋季要少食寒凉之品，如冰淇淋、各种饮料、冰镇西瓜等；亦不可贪食薯片、汉堡、油炸食品等热性炙煿油腻之

品，这些食物都会阻碍脾胃的运化功能，导致小儿消化功能的障碍，出现呕吐、腹泻、腹痛等不适。同时，秋为燥邪，易伤津液，秋天要及时补充水分。

小贴士

秋天养阴，粥品为宜

秋天气候干燥，燥为阳邪，易伤阴津。小儿饮食调理要注意增加清润、温润之品，如银耳、百合、芝麻、核桃、糯米、雪梨、蜂蜜等，粥品是小儿秋季养生防病的首选。早在《伤寒杂病论》就有很多米药同源的记载。粥熬的时间要久，营养成分溶于米汤之中，有利于小儿脾胃对营养物质的吸收，又不增加小儿脾胃负担。而且米药一同熬粥还可以减少中药的苦味。如杏仁粥可以止咳平喘，菊花粥能清肝明目，百合粥可以润肺滋阴，芋头粥能健脾开胃等。

（四）计划免疫接种，增强防疫防病

我国所有儿童均享有免费接种一类疫苗的权利，国家规定除特殊原因外（如患有某些不适于接种疫苗的疾病），必须按计划接种。按规定预防接种疫苗可以防疫绝大部分传染性疾病的发生。随着科技和医疗水平的进步，越来越多的二类疫苗投入到临床，如口服轮状病毒疫苗（预防秋季腹泻）、流感病毒疫苗（预防某些特定类型流感）、水痘病毒疫苗（预防水痘）、肺炎疫苗等，家长可根据需要及宝宝体质特点选择疫苗接种。

第五章

冬季养生

一、冬季节气的自然规律

处于冬三月的六个节气为立冬、小雪、大雪、冬至、小寒、大寒。此时寒气渐起，气候变冷，万物凋敝封藏，是一年中最冷的季节。

《素问·四气调神大论》云："冬三月，此谓闭藏，水冰地坼，无扰乎阳，早卧晚起，必待日光，使志若伏若匿，若有私意，若己有得，去寒就温，无泄皮肤，使气亟夺，此冬气之应，养藏之道也。逆之则伤肾，春为痿厥，奉生者少。"冬三月是自然界万物闭藏的季节，此时天寒地冻，阴盛阳衰，万物潜藏阳气，以待来春。小儿养生要顺应自然界冬天阳气封藏的特点，注意阳气的潜藏和阴精的积蓄，着眼于一个"藏"字。例如，在作息时间上，要早睡晚起，既不要在深夜阴盛时入睡，也不要在太阳尚未升起时起床，以免阴盛伤阳，寒气侵袭。在精神方面，要使自己的心情平和，宁静养阴。在日常生活上，要注意避寒保暖，及时添加衣服。要多晒太阳，在阳光中户外活动，锻炼身体，适量运动。如太极拳、慢跑、健身操、踏雪、滑冰等，借助自然界的阳光以筑固小儿稚阳。不要剧烈运动而使皮肤开泄，大汗出而耗伤阳气。《内经》曰："冬时天地气闭，血气伏藏，人不可作劳汗出，发泄阳气。""冬不藏精，春必病温。"因此，冬三月是四季中最重要的养生季节。

二、冬季节气的气候特点及养生要点

（一）立冬 —— 万物封藏，养肾为要

立冬是冬季的第一个节气，也是冬天的开始，时值每年公历11月7～8日交节，处于太阳黄经225度。《月令七十二候集解》说"立，建始也。"表示建立，开始的意思；"冬，终也，万物收藏也。"是结束、收敛

与归藏之意。认为冬天自立冬开始，农作物收割后要收藏起来。冬天意味着寒风凛冽，寒潮频频；冬天也意味着万物收藏，以待来年。我国古代将立冬分为三候："一候水始冻，二候地始冻，三候雉入大水为蜃。"比喻立冬时期水面开始凝结，还未彻底坚实，随之土地开始凝结，天寒地冻，尚未开裂，野鸡一类的大鸟便不多见了，而海边却可以看到外壳与野鸡的线条及颜色相似的大蛤。此时，阴盛阳衰，天寒地冻。小儿为稚阳之体，脏腑娇嫩，肌肤薄弱，容易感受冬天的寒气而发病。因此，御寒固阳是小儿立冬养生的主旋律。

1. 立冬之时，万物封藏，养肾为要

立冬时节，阳气潜藏，阴气始盛，草木凋零，蛰虫伏藏，万物趋向冬眠状态，养精蓄锐，以为来春。冬令主藏，内应于肾。肾乃封藏之本，肾主藏精，故冬要养肾，养肾重在养阴。肾为先天之本，小儿肾常不足，常表现为生长发育迟缓，五迟五软，容易感受外邪侵袭而发病。因此，小儿冬天养生要顺应冬天阴长之势以养阴，尤其是阴虚体质小儿，要借助冬天赋予阴气最好的时机来调和阴阳，促进小儿生长发育。

2. 立冬护阳，早卧晚起，多晒太阳

冬天日照短而弱，阳气稀少最为宝贵，且气候寒冷，易损耗人体阳气，所以冬天不但要重视养阴，还要敛阳护阳，以维持人体的阴阳平衡，尤其阳虚的人，更要注重御寒护阳。寒冷冬季，大自然及人体都开始逐渐地蛰伏与藏匿起来，此时要固护阳气，滋养肾阴。早睡晚起，必待日光。早睡以避夜深之寒气而护阳，且夜间是养阴的最好时期；晚起必借晨起朝阳之光以护阳；早睡晚起，夜长阴长以利养阴，晨起日光以利护阳，潜阳养阴，阴阳平衡，以达到冬季小儿养生的目的。冬季天寒地冻，要注意多晒太阳，在阳光下进行户外活动，锻炼身体，借助自然界之阳光以护阳。但是，运动要适量，如慢跑、跳绳、太极、健身操等，不可令其大汗淋

滴，以免耗伤阳气。

3. 立冬饮食，重在养肾，多温少寒

冬季寒冷，冬在五脏内应于肾，冬天养生要重视养肾。冬季气温过低，人体为了保持一定的热量，就必须增加体内糖、脂肪和蛋白质的分解，以满足机体热量的需要，日常生活中要多吃富含糖、脂肪、蛋白质和维生素的食物。同时，寒冷也影响人体的泌尿系统，排尿增加，随尿排出的钠、钾、钙等无机盐也较多，因此应多吃含钾、钠、钙等无机盐的食物。可多吃蔬菜，适当增加动物内脏、瘦肉类、鱼类、蛋类等食品，有条件的还可多吃鸡、羊肉、桂圆、胡桃肉、木耳等食品，这些食品不但味道鲜美，而且富含蛋白质、脂肪、碳水化合物及钙、磷、铁等多种营养成分，不仅能补充因冬季寒冷而消耗的热量，还能益气养血补虚，对身体虚弱的儿童尤为适宜。

小贴士

立冬防病要点

立冬警惕"寒包火"。立冬时，冷空气频繁出现，要根据天气变化及时增减衣服，保暖防病。应该注意的是，添衣要适度，假如捂得太严，皮肤为了散热而汗孔张开，一方面出汗过多，耗伤人体阳气；另一方面，腠理开泄，此时出门容易招致风寒之邪诱发感冒，使哮喘、气管炎等旧病复发。此时，用药方面更要谨慎，这个季节的感冒有时不是单纯的着凉，其中还有内热的成分，也就是传说中的"寒包火"。在治疗上除解表外，应适当清内热。

（二）小雪 —— 潜阳养阴，注重保暖

小雪时值每年公历 11 月 22～23 日交节，太阳到达黄经 240 度。《月令七十二候集解》说"十月中，雨下而为寒气所薄，故凝为雪。小者未盛

之辞。"小雪时节，气候逐渐变冷，雨水与寒气交织，降雨形式由雨变为雪，湿冷天气增多，但此时"地寒未甚"，还没到大雪纷飞的时节，所以叫小雪，是天气寒冷开始的标志。农谚曰："小雪不见雪，来年长工歇；小雪雪漫天，来年必丰产。"古代将小雪分为三候："一候虹藏不见，二候天气上升，地气下降，三候闭塞而成冬。"此时，天气逐渐变冷，小雪阶段比立冬阶段气温低，冷空气使得我国北方大部分地区气温降到0℃以下，开始下雪，一般雪量较小，并且夜冻昼化，如果冷空气较强，暖湿气流比较活跃时也可能下大雪；南方地区北部开始进入冬季，"荷尽已无擎雨盖，菊残犹有傲霜枝"已呈初冬景象。而且，北方室内开始供暖，室外寒冷，屋内暖和，室内外温差较大，进出室内要及时减少衣服，且空气干燥，要注意增加室内的湿度。因此，小雪节气的小儿养生要注意外防湿冷，内防燥热。

1. 小雪阴郁，舒缓心情，以逸待劳

小雪时节，冰封万里，阳光少见，天气时常阴冷晦暗，阳气潜藏，阴气盛极，万物活动趋向冬眠状态，人类也开始猫冬，养精蓄锐，以待来年。但是，冬季时节，天寒地冻，万物凋敝，儿童出行不便，长时间待在屋内，不见莺飞草长，容易影响情绪，引发或加重抑郁的心情，而且学龄期或青春期儿童，正值期考，学习压力较大。此时，家长应注意多与儿童沟通交流，谈心疏导。同时听音乐，练舞蹈，娱乐怡情，保持乐观，增添生活乐趣，减轻心理压力，调节良好心态，消散小雪荫翳。也可以应用五行五音的相关理论进行音乐治疗。清代医学家吴尚说过"七情之病，看花解闷，听曲消愁，有胜于服药者也。"

2. 小雪阴冷，多晒太阳，注意保暖

小雪时节，天气阴冷，要早睡早起，多晒太阳，在阳光下多参加一些户外活动，呵护阳气，增强体质。中医学十分重视阳光对人体健康的作用，认为常晒太阳能助发人体的阳气，特别是在冬季，由于大自然处于

"阴盛阳衰"状态，常晒太阳，尤其注意背部保暖，能起到壮人阳气、温通经脉的作用。天气寒冷要注意保暖，尤其是小儿头、颈、手三个部位的保暖，不能暴露在外，否则容易受寒，还要及时添衣保暖，也可以用热水睡前泡脚，以御寒冷。

（三）大雪 —— 雪飘冰封，潜藏为要

时值每年公历 12 月 6～8 日交节，太阳黄经到达 255 度时为大雪。古人云："大者，盛也，至此而盛也。"到了这个时段，雪往往下得大、范围也广，故名大雪。大雪节气，阴气已盛，阳气衰微。《月令七十二候集解》"十一月节，大者盛也，至此而雪盛也。"此时我国黄河流域一带渐有积雪，北方则呈现万里雪飘的迷人景观。人们盼着"瑞雪兆丰年"的好兆头，期待着来年硕果丰收。对人而言，冬天合理的养生进补是为来年的健康打下物质基础，冬天的蛰伏和封藏，蕴含着无限生机，蕴育着阴极阳生，促进来年的生长喷发出勃勃的生机。俗话有"大雪补得当，一年不受寒"之说。

1. 大雪纷飞，冰封万里，潜藏为要

大雪时节，冰天雪地。万物潜藏，小儿养生要顺应自然规律，在"藏"字上下功夫。生活起居要早睡晚起，养阴潜阳，可在阳光下进行适量户外活动，根据不同年龄和不同体质选择适宜的运动方式，如散步、慢跑、跳舞、滑冰等，锻炼身体，增强体质，适应环境的变化。但不要剧烈运动，以免扰动阳气，破坏自然界冬天潜阳养阴的规律，且剧烈运动能令人大汗出而致阳气外泄，耗伤阳气。此外，冬季寒冷，也是传染病的流行季节，要适当减少户外活动，避免到人群密集的公共场所，要勤洗手，勤洗衣服，常晒太阳，勤晒被服。

2. 大雪时节，蛰伏封藏，注重保暖

雪后风冷，气温降低，小儿肌肤薄弱，腠理疏松，容易感受寒邪而感

冒。因此，小儿冬季养生要注重保暖，要根据气候的变化添减衣物，尤其要重视足部保暖。俗话说"寒从脚下起"，脚离心脏最远，血液供应慢而少，皮下脂肪较薄，保暖性较差，容易感受寒邪而发病，如感冒、急性支气管炎、肺炎、哮喘等。保暖以四肢温暖、不出汗为宜。而穿衣太多，亦可令人汗出，阳气外泄，阴阳失衡而发病。大雪时期，天气寒冷，空气干燥，加上室内暖气，使小儿体内极易缺水，因此要注意及时补充水分。

（四）冬至 —— 阴极阳生，培元固本

冬至时值每年 12 月 21 ～ 23 日交节，太阳黄经到达 270 度。这一天太阳直射南回归线上，是北半球白天时间最短，黑夜时间最长的一天，它与"夏至"是白天时间最长，黑夜时间最短形成反比。以太阳与地球位置确定的历法就是把冬至这一天曾被当作新年开始的第一天，是一个很重要的节日，即使今天，民间仍有"冬至大如年"之说。冬至是一年中光照时间最短的一天，古有："斗指戊，斯时阴气始至明，阳气之至，日行南至，北半球昼最短，夜最长也。"冬至是阴气盛极而衰，阳气开始萌芽的时节，过了冬至，随着太阳直射的北移，白天的时间渐渐长起来。俗话说：吃了冬至饭，一天长一线。每逢"冬至节"家家户户搓汤圆，并把冬至汤圆分成红、白两种，古有"不吃金丸（红汤圆）、银丸（白汤圆），不长一岁"的说法，冬至备受重视，由此可见一斑。

1. 阳气初生，以静为主，培元固本

冬至是一年中光照时间最短的一天，处于阴盛极，阳始生的季节。既是天寒地冻，阴盛之极，又是万物寂静，一阳始生，阴极阳生，是万物休养生息，养阴护阳的最好时期，也是小儿养生调护的好时期。儿童适合居家静养，合理进补，宁静养阴，培元助阳，阴平阳秘，促进来年春夏的生长发育。并可配合中医针灸、按摩，在冬至按摩至阳穴，中医认为，人体横膈以下为阳中之阴，横膈以上为阳中之阳，而至阳穴则是由阳中之阴到

达阳中之阳的地方，是人体阴阳相交的地方，此时按摩至阳穴具有温补阳气的功效。冬至是阴极阳生的时候，可以利用艾灸升发阳气，冬至时连续9天灸神阙穴，每次15分钟。肾开窍于耳，按摩耳朵，有助于肾脏保健和气血顺畅，使肾气平和。

2.冬至养生，培元固本，扶阳养阴

民俗有"夏补三伏，冬补三九"之说，提倡冬至进补。冬在五脏应肾，"冬不藏精，春必病温"，所以要补肾藏精，温肾扶阳，做到温而不燥，补而不腻，合理饮食，补益有度，培元固本。培元并非一味摄入补品，而是在日常饮食中多加注意，根据儿童体质状况给予滋养五脏，调和阴阳。冬至天气寒冷，饮食要减咸增苦，宜少吃辛辣之物，以防燥火内生。多食温补食品，如羊肉、牛肉、鸡肉等，还应多吃益肾养精的食品，如腰果、芡实、山药、栗子、白果、核桃等。俗语说"冬吃萝卜夏吃姜，不劳医生开药方"，萝卜具有很强的行气功能，还能止咳化痰、润燥生津。在食物的烹调上可以多用炖食，保持营养较少流失，又容易消化，尤其适宜多食热粥，如益精养阴的芝麻粥、消食化痰的萝卜粥、养阴固精的胡桃粥等。但不能盲目进补，特别是儿童不宜过于温补，以免湿热内蕴，阻滞脾胃而引起脾胃湿热或食滞等。

小贴士

冬至防病要点

冬至防病"三九灸"。夏有三伏，冬有三九。此时阳气敛藏，气血不畅，人体皮肤干燥，毛孔闭塞，易患多种疾病。"三九灸"就是在特定的穴位上配合中药贴敷，达到温阳益气、益肺健脾、补肾散寒、通经活络等效果。"三九灸"是在冬季三九天，将配制好的中药碾磨成粉末，制成膏药，分别贴在人体的不同穴位上，达到治疗及预防疾病的效果。特别对小孩慢性腹泻、消化不良有较好效果。

（五）小寒 —— 阳气初生，扶阳为要

小寒时值每年的 1 月 5～7 日交节，太阳到达黄经 285 度。古代将小寒分为三候："一候雁北乡，二候鹊始巢，三候雉始雊。"比喻小寒时天气阴寒极盛，阳气初生，候鸟的大雁向北迁移，北方的喜鹊感受到阳气的初生而开始筑巢，雉鸟也开始鸣叫。小寒时节，我国大部分地区已进入严寒时期，土壤冻结，河流封冻，加之北方冷空气不断南下，天气寒冷，人们称为"数九寒天"。

1. 小寒时节，天气寒冷，保暖护阳

小寒时节，天气寒冷，要注意御寒保暖。小儿御寒保暖要恰如其分，衣着过少过薄，室温过低，则耗伤稚阳之气，且容易感受寒邪而感冒；反之，衣着过多过厚，室温过高，则小儿腠理开泄，扰动阳气，阳气不得潜藏，阴寒之气容易侵袭而发病。同时，小儿平日可做干浴摩擦功，以预防感冒，两手掌相互摩擦至热，先在面部摩擦数十次，再用手指自前头顶至后头部反复摩擦，使头皮发热，然后用手掌搓两脚心，最后搓到前胸、腹背部。

2. 小寒时节，天寒地冻，潜阳养阴

小寒时节，冰封地冻，阴盛阳衰，此时要护阳养阴，做到早睡晚起，日出而作，保证睡眠时间充足，以利于阳气潜藏，阴精积蓄。要勤晒太阳，注重保暖，睡好子午觉。《黄帝内经》曰："阳气尽则卧，阴气尽则寤。"说明睡眠与醒寤是阴阳交替的结果，晚上 11 点至 1 点是子时，是一天中阴气最重的时候，也是阴极阳生，阴阳气交的时候，此时休息最能养阴，睡眠效果最好。午时（11 点至 13 点）是阳气最重的时候，阳极阴生，"合阳"时间则要小寐，休息 30 分钟左右即可，使身体阴阳得以平衡，提神养精，促进小儿健康成长。

（六）大寒 —— 宁静养阴，助阳生发

大寒是二十四节气中的最后一个，时值每年1月20~21日交节，太阳到达黄经300度。大寒正值三九刚过，四九之初，此时，降水稀少，天干物燥，时常伴有寒潮、大风等极端气候，是一年中最冷的季节。古代将大寒分为三候："一候鸡乳，二候征鸟厉疾，三候水泽腹坚。"比喻大寒时节母鸡便可以孵小鸡了；而鹰隼之类的征鸟，却正处于捕食能力极强的状态中，盘旋于空中到处寻找食物，以补充身体的能量抵御严寒；水域中的冰一直冻到水中央，厚而结实，儿童们可以尽情在河上溜冰玩耍。

1. 睡前泡脚，适当运动，宁静养阴

大寒时节，要早睡晚起，御寒防风，睡前泡脚。俗话说"寒从脚起，冷从腿来"，人的腿脚一冷，全身皆冷。"饭后三百步，睡前一盆汤"，入睡前以热水泡脚，既可增加体内热量，又能使血管扩张，血流加快，促进血液循环，改善脚部皮肤和组织的营养，降低肌张力，改善睡眠质量，对于预防冻脚和防病保健都有益处。防寒保暖的同时，可进行适当的体育锻炼，以增强机体抗寒能力和防病能力。但不宜剧烈运动，避免扰动阳气。要注意保持心情舒畅，宁静养阴，怡神敛气，使体内阴阳平和，不扰乱机体闭藏的阳气，潜阳养阴，以待来春。

小贴士

小儿冬天不要穿棉衣睡觉

小儿因为天冷怕寒，冬天睡觉时爱多穿些衣服，其实这样做很不利于健康。因为人在睡眠时中枢神经系统活动减慢，大脑、肌肉进入休息状态，心脏跳动次数减少，肌肉的发射运动和紧张度减弱，此时脱衣而眠，可以很快消除疲劳，使身体的各器官都得到很好的休息。反之，穿厚衣服睡觉会妨碍皮肤的正常呼吸和汗液的蒸发，衣服对肌肉的压迫和摩擦还会影响血液的循环，造成体表热量减少，即使盖上较厚的被子，也会感到寒冷。

2. 大寒时节，常晒太阳，勤开窗户

大寒是一年中最冷的节气，阴盛极，阳始生。小儿养生要勤晒太阳以制阴寒，御寒护阳，在阳光下适当活动，借助自然界的阳光以生发阳气，储备热量，以待来年。运动时要注意防滑跌倒，谨防骨折。冬天室内开暖气，空气不流通容易污染，细菌、病毒滋生，常常发生呼吸道感染和皮肤感染。因此，不管天气多冷，都要勤开窗户，流通空气，每天开窗 2～4次，每次 10 分钟左右，以防"暖气病"。

三、冬季节气的易患疾病及其特点

冬季是冰天雪地，万物封藏的季节，天寒地冻，空气干燥，室内暖气容易滋生细菌、病毒，且小儿肺脏娇嫩，肌肤薄弱，容易感受寒邪而发病，尤其在幼儿园、学校里集体生活的学龄儿童。冬季易患疾病有呼吸道感染、流行性感冒、冻疮等。

（一）传染性疾病

流行性感冒简称流感，是由流感病毒引起，一般表现为高烧、寒战、鼻塞、流涕、头痛、全身酸痛，甚则咳嗽、咳痰等。流感临床症状较普通感冒重，具有传染性，要及时到医院就诊。

风疹是儿童期常见的病毒性传染病，全身症状轻微，皮肤出现红色斑丘疹及枕后、耳后、颈后淋巴结肿大并伴有触痛。临床表现分为潜伏期、前驱期、出疹期。

幼儿急疹是人疱疹病毒导致的婴幼儿时期发疹性热病，特点是持续高热 3～5 天后热退疹出。一般不需要特殊治疗，但对于高热的患儿仍应给予退热等对症处理，并要及时补充水分和营养物质。

（二）冻疮

数九严寒，冰天雪地，易患冻疮，尤其是容易发生在皮肤细嫩而又喜欢户外玩耍的儿童身上。冻疮是由于气候寒冷潮湿引起身体部分皮肤血液流通不畅，导致身体的手、脚、耳、脸等部位发生病变，如脚趾、脚跟、手背、手指、耳朵、鼻尖等处。表现为肿胀性紫红色斑块，局部温度变低，按压时可退色，压力除去后红色逐渐恢复。病情严重时可出现水疱、大疱，后者破溃后形成糜烂、溃疡，愈后留有色素沉着或萎缩性瘢痕。可以外涂甘油、绵羊油或儿童宝宝霜以保护小朋友稚嫩的皮肤。

（三）呼吸系统疾病

感冒是冬季寒邪侵犯人体引起的一种常见的肺系疾病，以发热、鼻塞流涕、喷嚏、咳嗽为主要临床特征。小儿肺脏娇嫩，脾常不足，神气怯弱，感邪之后，易于出现夹痰、夹滞、夹惊的兼证。

急性支气管炎发病初期常常表现为上呼吸道感染症状，患儿通常有鼻塞、流清涕、咽痛和声音嘶哑等临床表现。急性支气管炎的病程有一定的自限性，全身症状可在 4～5 天内消退，但咳嗽有时可延长数周。

支气管肺炎是小儿时期常见的肺系疾病之一，临床以发热、咳嗽、痰壅、喘促、鼻扇为主症，重者可见张口抬肩、呼吸困难，面色苍白，口唇青紫等症。病情轻重不一，要及时到医院就诊。

哮喘多发生在过敏体质的儿童，发作时表现为咳嗽、气喘、活动后加剧，呼吸困难、说话断续、口唇紫绀、呼吸三凹征等。过敏性鼻炎往往与哮喘并存，常因接触了冷空气、花粉、尘土、皮毛、螨虫等过敏原后，出现鼻痒、鼻塞、大量水样清鼻涕、喷嚏连连等。一旦发生，应避免接触过敏原，及时就医。

四、冬季易患疾病的防病要点

（一）固护阳气，防寒保暖

冬季首当固护阳气，防寒保暖。固护阳气要早睡晚起，勤晒太阳，适度活动，注意保暖，要借助冬天自然界的阳光来呵护小儿的稚阳之气。要注意防寒保暖，根据气候变化及时添加衣物，以四肢温暖、不出汗为宜。穿戴上应注意头戴帽、捂耳朵、戴围巾、别捂嘴、衣服莫要太紧身。睡前可以泡泡热水脚，促进血液循环，有助睡眠。要勤开窗户，流通空气，不能因天气寒冷而紧闭门窗。

小贴士

关于"夏病冬治"

有些阴虚阳亢的患者在夏天会加重病情，那么就应该在冬天加紧养阴调理，因为冬天是阴长的时期，阴气最浓厚，小儿病理特点为"阳常有余，阴常不足"，因此儿童要借助自然界的盛阴时节以充实小儿的稚阴之体，尤其是阴虚体质的儿童更要顺应冬天的盛阴之气以平衡机体的脏腑阴阳，利用冬天时节调理阴虚阳亢的病人，冬天抓紧养阴，夏天时节症状就会减轻。例如，儿童多动综合征肝肾阴虚证患儿临床表现为多动多语，急躁易怒，冲动任性，难以自控，神思涣散，注意力不集中，难以静坐，伴烦热盗汗，口干咽燥等，应借助自然界冬天的盛阴之气以养患儿肝肾之阴，在冬天时节多进食滋阴降火的食品，或在中医儿科医师指导下应用杞菊地黄丸、知柏地黄丸滋养肝肾之阴，可以减轻多动综合征患儿在夏天的临床症状，或不发作。

（二）冬令进补，膳食平衡

古有"冬天进补，开春大虎"的谚语，但要做到合理有度，要顺应自然界的阴阳变化规律，以养阴扶阳为主。养阴如沙参、麦冬、枸杞、银耳、百合、雪梨、萝卜等；温阳如牛肉、羊肉，鸡肉、核桃等。同时应注意摄入果蔬，补充水分和维生素等。"冬令进补"要注意搭配全面和膳食平衡。

（三）适当的体育锻炼

冬天气候寒冷，要早睡晚起，怡情养阴。在日出时可适当户外活动，合理适量的体育运动，如做早操、散步、跑步、爬山、逛公园、滑冰、踏雪等。但要做好防寒保暖，防滑跌倒的预防措施。避免剧烈运动，过度玩耍，大汗淋漓而耗伤阳气。

小贴士

预防冬温

冬温是指冬季感受反常气候（冬应寒而反温）而发生的热性病。初起头痛、无汗、发热、微恶寒、口渴、鼻干或鼻塞流涕、咳嗽气逆，或咽乾痰结、脉数、舌苔逐渐由白变黄。继则汗出热不解、口渴恶热、咳呛、胁痛、脉滑数、舌赤苔黄而燥等症。以后传变，与风温大体相同。

预防方法

一是用艾叶10g 每晚泡脚：一次半小时，泡到身体发热即可，不要泡到出汗。中医认为人体是一个有机整体，任何部分都可是整体的反映和缩影，足部有人体各部分的投影，在睡前泡脚，可调整生物信息，改善各系统功能，促进循环，增强免疫力，预防疾病。

二是灸关元穴：用艾条于午后灸关元穴（位于下腹部前正中线上，从肚脐到耻骨上方画一线，将此线五等分，从肚脐往下五分之三处，即是此穴），每次15～30分钟，连灸100 天。预防脑血管疾病有良效。因为艾草能温通经脉，关元又为一身元气之所居，人体元气充沛，抵抗外邪能力增强，诸般邪气难以入侵。

第六章

小儿四季常见疾病的预防

一、感　冒

感冒是小儿时期常见的外感性疾病之一，以发热恶寒，头痛鼻塞，流涕咳嗽，喷嚏为主要表现。感冒可分为两种，普通感冒为受风邪所致，一般病邪轻浅，以肺系症状为主，不造成流行；时行感冒为受时邪病毒所致，病情较重，具有流行特征。

（一）疾病特点

本病一年四季均可发病，以冬春多见，在季节变换、气候骤变时发病率高。可发生于任何年龄的小儿。小儿患感冒，因其生理病理特点，易于出现夹痰、夹滞、夹惊的兼夹证。感冒夹痰表现为咳嗽剧烈，痰多；感冒夹滞表现为腹胀，不欲饮食，大便酸臭；夹惊者表现为哭闹，夜卧不宁，严重者可出现抽搐。

（二）病证辨识

1. 风寒感冒证

恶寒，发热，无汗，头痛，鼻塞，鼻痒，打喷嚏而流清涕，咽痒不痛或微痛，咳嗽，舌偏淡，苔薄白，脉浮紧或指纹浮红。

2. 风热感冒证

发热重，微恶风，有汗或无汗，头痛，鼻塞而流脓涕，喷嚏，咳嗽，咳痰黄黏，咽红肿痛，口干喜渴，舌质红，苔薄白或黄，脉浮数或指纹浮紫。

3. 暑湿感冒证

发热，无汗或汗出热不解，头晕、头痛，鼻塞，身重困倦，胸闷，泛恶，口渴心烦，食欲不振，或有呕吐、泄泻，小便短黄，舌质红，苔黄腻，脉数或指纹紫滞。

4. 时行感冒证

起病急骤，全身症状重。高热，恶寒，无汗或汗出热不解，头痛，心烦，目赤咽红，肌肉酸痛，腹痛，或有恶心、呕吐，舌质红，舌苔黄，脉数。具有流行性，可在幼儿园、小学呈现集体发病。

5. 肺卫不固证

患儿既往怕风，易感冒，常自汗出，稍遇风，则恶风怕冷，出现鼻塞流涕，但发热不甚，反复感冒，不耐寒暑，舌质淡，苔薄白。

（三）防病要点

1. 避免接触感冒患者

感冒是儿科最常见疾病之一，儿童在进入幼儿园和学习开始集体生活的时候，同班里常有感冒的小伙伴，这时候需要避免亲密接触，养成勤洗手的好习惯，戴好口罩也是预防感冒的有效方法。若家长出现感冒，应尽可能与小儿隔离。

2. 适时依地增减衣物

我国地域辽阔，各地温度变化大，根据当地气候变化特点，遵循"春捂秋冻"的小儿养生方法，适时增减衣物，春天衣服要慢脱，秋天衣服要慢添，以少出汗或不出汗为宜。

3. 积极锻炼，增强体质

体育锻炼如散步、慢跑、游泳、舞蹈、骑自行车等，可以增强体质，促进食欲，有利于儿童的生长发育。户外活动，让儿童感受温度变化，增强孩子下丘脑调节体温的能力，不做温室里的花朵。

（四）防病方法

1. 辨证防病

风寒感冒患儿可用中成药小儿清感灵片、午时茶等；风热感冒患儿可用桑菊银翘散或小儿感冒颗粒；暑湿感冒可用藿香正气丸；时行感冒可用抗病毒口服液；肺卫不固患儿可用玉屏风颗粒；营卫不和患儿可用桂枝合剂。具体用药请在中医儿科医生指导下使用。

2. 药膳防病

（1）荆芥穗茶：茶叶、荆芥穗各3g，香白芷30g，将其研为粗末，每次3～6g，与茶叶混合后开水冲泡，代茶饮，连服数日。具有疏风通窍解表的功效，用于风寒感冒证患儿的初期。

（2）萝卜姜汤：萝卜汁1杯，饴糖9g，生姜3片，将上3味混匀，炖温服。日服1～2次，连服数日。具有散寒化痰的作用，用于风寒感冒证患儿的预防，咳嗽痰多者尤适。

（3）葛根青豆汤：葛根、大青叶各15g，绿豆60g，先煎绿豆，煮沸10分钟后去绿豆，再入其他3味，煎15分钟，去渣，分2次服用，日服1次，连服数日。具有疏风清热解毒的作用，用于时行感冒证患儿的预防。

（4）银花薄荷茶：金银花9g，薄荷叶、苏叶各6g，山楂15g，沸水泡，闷5分钟，代茶饮用。日服1次，连服数日。具有疏风清热解表的作用，用于风热感冒证患儿的预防。

3. 其他防病方法

（1）艾灸法：取百会、大椎、风池、风府、风门、肺俞，悬垂灸，隔日1次，每次15～20分钟，疗程为7～10次。适用于冬春交际时风寒感冒的预防。

（2）贴敷法：小孩冬天易得的感冒可以在盛夏三伏天做三伏灸治疗，选用大椎穴、双侧风门穴、双侧肺俞穴。以生白芥子、细辛等量份，烘干研成粉末，用生姜汁调成稠糊状，制成药饼，敷在穴位上，用胶布固定。从初伏的第一天开始贴，中伏、末伏各贴药1次。

（3）推拿法：捏脊疗法可以调理脏腑，若有感冒症状时可提拿手法应加重，每次约10分钟，捏脊时应注意保暖，谨防着凉。

（五）调养护理

1. 小儿感冒易夹积滞，饮食调养宜清淡

小儿感冒的病理特点是易夹积滞。小儿感冒夹杂积滞常有两种途径，一为先感后滞，二是先滞后感。在儿童喂养过程，喂养过饱出现积滞也易招惹外邪而出现感冒症状。家长往往希望自己的孩子能吃能喝，白白胖胖，俗话说"要想小儿安，须忍三分饥与寒。"特别是婴儿时期，感冒时出现不爱喝奶，一般感冒七天左右即可恢复，家长无需强行喂食。同时，感冒可以影响小儿的消化功能，容易引起消化不良的积滞现象，如不思饮食，口气秽浊，严重者可见呕吐、泻下或便秘等，尤其是胃肠型感冒。因此，患儿饮食以清淡为宜，可适当补充果汁和水分。

2. 小儿感冒易夹惊，退热调养应得当

小儿有"肺脾常不足，心肝常有余"的病理特点，一旦感受外邪，若不及时驱邪外出，邪热蕴内，扰动肝风，容易出现高热惊惕，夜卧不安，甚者抽风惊厥，目睛上翻等症状，即现代医学的"热性惊厥"（详见惊风篇）。因此，小儿感冒发热时要及时给予合理退热，以物理降温为主，体温超过38.5℃可口服退热药，如对乙酰氨基酚等。既往有高热惊厥病史

的孩子，应及时给予退热处理，以免再次出现惊厥。

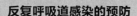

小贴士

反复呼吸道感染的预防

　　反复呼吸道感染是儿科常见病，一年内发生呼吸道感染的次数过于频繁，超过一定范围，根据感染的部位分为反复上呼吸道感染和反复下呼吸道感染。具体条件：0～2岁患儿上呼吸道感染次数≥7次/年、上呼吸道感染次数与下呼吸道感染次数之和≥7次/年、下呼吸道感染次数≥3次/年（反复肺炎≥2次/年）；2～5岁患儿上呼吸道感染次数≥6次/年、上呼吸道感染次数与下呼吸道感染次数之和≥6次/年、下呼吸道感染次数≥2次/年；5～14岁患儿上呼吸道感染次数≥5次/年、上呼吸道感染次数与下呼吸道感染次数之和≥5次/年、下呼吸道感染次数≥2次/年（注：患儿两次呼吸道感染时间间隔≥7天）。

　　反复呼吸道感染的儿童，平素体虚，少气懒言，面色无华，易汗出，恶风怕冷。中医辨证多为虚证，或虚实夹杂，治宜益肺固表，或调和营卫。治疗上不能一味强调驱邪外出，而应祛邪不忘扶正，补虚兼顾祛邪，根据正气的强弱，或以祛邪佐以扶正，或扶正兼顾祛邪，达到鼓舞正气以御邪外出的治疗目的。在生活调护上，与普通感冒不同，不宜过度忌口，应及时补充富有营养的食物以固护正气，增强体质。因为，反复呼吸道感染患儿体质虚弱，抗病能力低下，若一味喂食稀饭、青菜，则易营养缺乏，导致患儿体质更差，免疫功能低下，更容易引起反复感冒，形成恶性循环，而不利于患儿的康复。但是，补虚应清补，应补充容易消化的营养食品，适当补充维生素A和微量元素锌等，切忌盲目进补，食用大辛大热和温阳滋腻之品，以免恋邪难愈，损伤脾胃。

二、咳　嗽

　　咳嗽是小儿常见的一种肺系病证，一年四季均可发病，以冬春两季最为常见，约占儿科就诊患儿的70%。中医分为外感咳嗽和内伤咳嗽，外感咳嗽是感受风、寒、暑、湿、燥、火六淫之气所致，内伤咳嗽是因脏腑功能失常发病，尤其是肺脏功能失调所致。这里重点介绍外感咳嗽，主要包含现代医学的呼吸道感染、咳嗽变异性哮喘、上气道咳嗽综合征等疾病所致的咳嗽。

（一）疾病特点

咳嗽是一种防御性反射动作，可以阻止异物吸入，防止支气管分泌物的积聚，清除分泌物，避免呼吸道继发感染。任何病因引起的呼吸道急、慢性炎症均可引起咳嗽。咳嗽的病因复杂多样，症状表现各异，应根据咳嗽性质、时间、节律、音色、咳痰的性质与量及伴随症状等进行辨证治疗和养生调护。

（二）病证辨识

1. 风寒袭肺证

咳嗽声重，气急，咽痒，咳痰稀薄色白，常伴鼻塞，流清涕，头痛，肢体酸楚，或见恶寒发热，无汗等表证，舌苔薄白，脉浮紧，指纹浮红。

2. 风热犯肺证

咳嗽不爽，痰黄黏稠，不易咳出，口渴咽痛，鼻流浊涕，伴有发热恶风，头痛，微汗出，舌质红，苔薄黄，脉浮数，指纹浮紫。

3. 痰热内蕴证

咳嗽痰多，色黄黏稠，难以咯出，甚则喉间痰鸣，发热口渴，烦躁不宁，尿少色黄，大便干结，舌质红，苔黄腻，脉滑数或指纹紫。

4. 痰湿内蕴证

咳嗽重浊，痰多壅盛，色白而稀，喉间痰声辘辘，胸闷纳呆，神乏困倦，舌淡红，苔白腻，脉滑。

5. 肺脾气虚证

常见反复感冒，咳嗽无力，痰白清稀，面色苍白，气短懒言，自汗畏寒，面白少华或萎黄，大便稀或不成形，舌质淡嫩，边有齿痕，苔薄白，脉细无力。

6. 肺肾阴虚证

干咳无痰，或痰少而黏，或痰中带血，不易咯出，口渴咽干，喉痒，声音嘶哑，午后潮热或手足心热，舌质红，舌苔少，脉细数。

（三）防病要点

咳嗽的预防重点在于提高机体卫外功能，增强腠理御寒防病能力，积极清除感染灶，避免接触变应原，去除各种诱发因素等。

1. 顺应自然环境，注意天气变化

小儿肺脏娇嫩，肌表不固，体温调节中枢发育尚未健全，寒温不能自调，外界适应能力较差，容易感受六淫之邪而咳嗽。因此，家长要根据季节的气候变化特点，及时给孩子增减衣服，防止过冷过热。许多家长错误认为，孩子比大人怕冷，担心小儿受凉感冒，往往不分季节，不分室内室外，将孩子捂得过厚，包得过严，不让孩子受一点寒气，其结果是造成机体调节能力差，抵抗力低下，汗出当风，更易感冒。中医认为小儿为纯阳之体，阳常有余，阴常不足，小儿养生提倡"七分饱，三分寒"，穿衣要比成人少，要锻炼儿童适应自然环境变化的能力，提高皮肤抵抗病邪的能力。

2. 远离花草宠物，避免接触过敏原

对于过敏体质小儿，最好不要养猫、狗等宠物，因为宠物身上的毛皮

过敏原会在房间里停留长达 3 个月，家中也尽量避免使用毛毯，而且也别让宝宝近距离接触花朵，因为花粉也可能是过敏原。对于鱼虾过敏儿童尽量减少食用，避免过敏原引发咳嗽，必要时可行过敏原检测，更好地避开相应过敏原，或进行脱敏治疗。

3. 远离尘土，油烟异味

日常生活中引起咳嗽的气体和异味很多，烟雾是最常见的一种。因此，咳嗽的小儿要避免待在充满烟味和厨房油烟的地方。打扫卫生时注意不要让灰尘飞扬起来，可用湿抹布擦拭。对于新装修房屋，尽量多通风，万不可装修完毕马上入住，否则容易诱发咳嗽、哮喘、皮疹等症状的发生。

4. 空调温度适宜，避免温差过大

对于体质相对虚弱的易感儿童，尤其在夏季，空调温度设置与室外温差不宜过大，一般不宜超过 10℃，温差太大会令小儿难以适应而受凉或中暑，引起或加重咳嗽。而且空调房间要经常开窗通风，避免细菌繁殖，空气污染。

5. 饮食要清淡，避免油腻辛热之品

咳嗽患儿饮食要清淡，少食肥甘厚腻、辛热之品，如甜食、油炸食品等，中医认为此类食物容易生痰，痰热内生，阻塞气道，宣降失常而加重咳嗽。也不宜吃冷饮，冷饮会刺激气道黏膜，降低气道的免疫力，加重咳嗽。

（四）防病方法

1. 辨证防病

风寒袭肺证患儿咳嗽可选用通宣理肺丸等；风热犯肺证患儿咳嗽可选用热炎宁颗粒、急支糖浆等；痰热内蕴证患儿咳嗽可选用猴枣散、复方鲜

竹沥汁等；痰湿内蕴证患儿咳嗽可选用半夏露、橘红痰咳煎膏、二陈合剂等；风燥患儿咳嗽可用养阴清肺口服液；肺脾气虚证患儿咳嗽可选用玉屏风颗粒；肺肾阴虚证患儿咳嗽可选用百合固金口服液、六味地黄丸等。具体用药请在中医儿科医生指导下使用。

2. 药膳防病

（1）止咳姜茶饮：取生姜10g洗净，切丝，放入瓷杯内，用滚水冲泡，加盖温浸10分钟，再加入饴糖（麦芽糖）适量，代茶频频饮服，连服数日。具有解表散寒止咳功效，适用于风寒袭肺证患儿的防治。

（2）双花薄荷饮：用金银花20g，薄荷5g。先煎银花，取汁约2小碗，后下薄荷约煎3分钟，贮瓶内，分次与蜜糖冲匀饮用，日服3～4次，连服数日。具有疏风清热解毒功效，适用于风热犯肺证患儿的防治。

（3）雪梨炖川贝：雪梨1个去皮核，切碎，加入川贝10g，冰糖适量，同煮，热服，连服数日。具有益气润肺止咳功效，适用于风燥伤肺证患儿的防治。

（4）二陈二仁粥：陈皮9g，半夏6g，茯苓12g，薏仁15g，冬瓜仁15g，粳米100g。前五料水煎，沸后约10分钟，去滓取汁。加粳米及适量水，同煮为粥，连服2周。具有燥湿化痰止咳功效，适用于痰湿内蕴证患儿的防治。

（5）鲜藕萝卜汁：大萝卜250g，鲜藕200g，洗净切片，用榨汁机榨汁滤渣取汁，加冰糖适量调匀即可服用，连服数日。具有清热化痰止咳功效，适用于痰热蕴结证患儿的防治。

（6）黄芪粥：黄芪20g，加水500mL，煮至200mL，去滓。入淘净粳米50g，加水煮至成粥，温热顿服，连服2～4周。具有益气健脾功效，适用于肺脾气虚证患儿的防治。

（7）鸭梨百合粥：新鲜鸭梨3只洗净切开去核，捣滤取汁，再将粳米150g与新鲜百合30g共同入锅，加水适量，煮至熟烂，倒入梨汁调匀即成。连服 2～4 周。具有养阴润肺功效，适用于肺阴虚证患儿的防治。

3. 其他防病方法

（1）艾灸法：取大椎、定喘、肺俞，隔姜灸，隔日 1 次。在好发季节前做好预防性治疗，适用于寒性咳嗽。疗程为 7～10 日。

（2）推拿法：

1）按揉天突穴、膻中穴各两分钟。

2）按摩内八卦：用拇指罗纹面在小儿掌心内八卦处作旋转按摩，左右手各 1 分钟。

3）按揉肺俞穴：用食、中二指指端在肺俞穴上按揉，约 15～30 次；两手大拇指腹自肺腧穴沿肩胛骨后缘向下分推，约推 30～50 次 / 分钟。

（3）拔罐法：采用闪罐法在定喘、大椎、肺俞处拔罐。

（五）调养护理

1. 襁褓衣着护理

根据季节气候变化增减衣服，春天不宜脱衣太快，秋天不宜添衣太快，避免过暖或过寒，要重视小儿头部、腹部、足部的保暖。

2. 日常饮食调养

日常饮食应根据不同体质区别调养：

（1）肺脾气虚证患儿要注意补肺健脾益气，应选择营养丰富而易于消化的食物，如小米、粳米、糯米、扁豆、红薯、香菇、山药、大枣、土豆、栗子、猪肚、鸡蛋、鲢鱼、兔肉等，不宜多食生冷苦寒、辛辣燥热等食物。

（2）肺肾阴虚证患儿宜多食滋阴润肺之物，如牛奶、芝麻、糯米、绿豆、龟、鳖、海参、鲍鱼、牡蛎、鸭肉、猪皮、豆腐、甘蔗、银耳、蔬菜、水果等，忌吃辛辣刺激性、温热香燥、煎炸爆炒食品。

（3）痰热蕴结证患儿宜多吃清淡、甘寒、甘平、化湿的食物，如苦瓜、丝瓜、芹菜、竹笋、四季豆、绿豆芽、茄子、冬瓜、藕、白菜、卷心菜、绿豆、赤豆、大麦、荞麦、紫菜、海带、鸭肉等。忌食辛温助热的食物，如大葱、大蒜、狗肉、鹿肉、羊肉、牛肉、辣椒、生姜等。

（4）痰湿内蕴证患儿饮食宜清淡，常吃的食物可选海带、冬瓜、荷叶、山楂、赤小豆、扁豆、枇杷叶等。少吃肥肉及甜、黏、油腻的食物。

3. 运动锻炼调养

小儿应有适当户外活动的时间，有利疏通气血经络，促进生长发育。但应注意控制适当的运动量及运动时间，注意"形劳而不倦"，不可过度疲劳，应循序渐进，持之以恒。不宜做大负荷的活动及大出汗的活动，否则易耗伤人体阳气，并注意及时补充水分，及避免汗出当风，诱发感冒等。

小贴士

秋咳的预防

秋季期间发生的咳嗽称为秋季咳嗽，简称"秋咳"或"燥咳"。燥为深秋的主气，具有燥邪干涩，易伤津液和燥易伤肺的特点。秋燥又有温燥和凉燥之分，秋有夏火的余气，感受夏暑之余气者发为温燥；又有近冬之寒气，而感受深秋之寒气者则发为凉燥，而秋季的燥温和凉燥表现还与人的体质和机体的反应有关。温燥咳嗽表现为咳嗽偏热的症状，常见干咳少痰或无痰，甚至痰中带血，咳声不扬，咳而不爽，鼻干咽燥，口干口渴，舌边尖红，苔薄黄而干，脉浮数，可伴有发热或微恶风寒，小便短少，大便干结等。凉燥咳嗽表现为燥咳偏寒的特点，常见干咳少痰，口鼻干燥，舌淡，苔薄白而干，脉浮或紧，可伴有恶寒或有热病，咽喉发痒或干痛，头痛无汗，鼻塞流清涕等。

温凉不同，缓解方法也不同："温燥"应吃偏凉的食物养阴，如百合、沙参、西洋参、玉竹等；而"凉燥"则适合吃偏温的食物，如杏仁、陈皮、山药、薏仁，还有南北杏煲猪肺汤。

三、变应性鼻炎

变应性鼻炎又称为过敏性鼻炎，是指易感儿童接触变应原后主要由特异性 IgE 介导的鼻黏膜非感染性炎性疾病。患儿多有特异性体质，家庭中尘螨是最常见的变应原，其他常见变应原有花粉、动物的皮毛等。

（一）疾病特点

变应性鼻炎有四大症状：喷嚏、流涕、鼻塞和鼻痒。按发病时间划分，分为季节性和常年性。季节性者有明显的季节特点，每年只有在特定的季节才会发作，变应原多是花粉、草或树木，以春秋两季发病率较高；常年性者症状常年持续，无明显季节发病特点。

（二）病证辨识

1. 风热侵袭证

晨起鼻痒、喷嚏难以自制，鼻塞流涕，涕黏白或微黄，年长儿可诉鼻孔干燥，易出血，小便黄，大便干，舌质红，苔薄而黄或少津，脉浮数。

2. 风寒犯窍证

晨起鼻痒，鼻塞流涕，清涕连连，连打喷嚏，在冬日清晨或夏日低温的空调房里加重。咽痒不适，舌质淡，苔薄白，脉浮紧。

3. 肺脾气虚证

病程较长，每日早起或气温变化时出现打喷嚏，流清稀涕或黏稠，淋漓而下，嗅觉迟钝，平素常有恶风怕冷，喜热饮，易感冒，头晕头重，四肢重，饮食不佳，食少或偏食，便溏，舌淡有齿痕，苔薄或腻，脉缓。

（三）防病要点

避免接触变应原，去除各种诱发因素是预防变应性鼻炎发作的关键。

1. 避免接触过敏原

过敏性鼻炎患儿要积极寻找过敏原，并要尽可能地远离过敏原。

（1）尘螨过敏的患儿，日常生活中要经常打扫房间卫生，勤开窗户，消灭蟑螂、老鼠，保持居住环境清洁，换季衣物被褥要及时暴晒，以减少室内尘螨。

（2）对动物皮毛过敏的患儿，应忌养宠物，尤其是猫，猫虽然看起来比较干净，但舐毛自洁是猫科动物的习性，猫的唾液留着于体表，可能增加过敏原。

（3）对花粉过敏的患儿，春夏花开季节应避免到植被丰富的公园游玩。

（4）食物过敏的患儿，父母要积极寻找过敏原，并尽可能避免小儿摄入过敏食物，减少摄入含防腐剂、添加剂的食物。

（5）过敏性鼻炎患儿，要尽可能避免吸入有害和异味气体，远离吸烟区域，空气污染严重时应减少户外活动，必要时出门戴好口罩。空气污染严重的地区，应避免开窗。

（6）房屋装修所散发出的甲醛等有害气体是诱发和加重过敏性鼻炎发作的常见原因。因此，房屋装修后要开窗通风2个月方可入住。夏天使用空调时，室内温度设置与室外温度相差要小于10℃，并要经常开窗通风换气，保持空气流通。

2. 提高免疫力

（1）提高患儿及家属对过敏性鼻炎的认识，普及科普知识，加强自我管理，提升防治水平。

（2）鼓励患儿户外活动，锻炼身体，增强体质，提高免疫力。

（四）防病方法

1. 辨证防病

风热侵袭证可选用藿胆丸或辛夷鼻炎丸等；风寒犯窍证可选用通窍鼻炎颗粒；肺脾气虚证可选用鼻鼽丸，或玉屏风散颗粒，或玉屏风散口服液。做到未病先防，预防发作。具体应用时在中医儿科医师指导下用药。

2. 药膳防病

（1）白芷薄荷茶：白芷 30g，薄荷、辛夷各 15g，苍耳子 7.5g（炒）共研为末，每次服 6g，每日 3 次，用葱、茶汤送服，连服数日。具有疏风通窍的作用，适用于风热侵袭证患儿的预防。

（2）葱白红枣鸡肉粥：红枣 10 枚（去核）、葱白 5 茎、鸡肉连骨 100g，芫荽 10g，生姜 10g，粳米 100g。将粳米、鸡肉、生姜、红枣先煮粥，粥成再加入葱白、芫荽，调味服用，每日 1 次，连服数日。具有通窍散寒的作用，适用于风寒犯窍证患儿的预防。

（3）藿胆茶：藿香 20g，苍耳子 12g，猪胆汁适量。藿香研为细末，用猪胆汁调拌成糊，苍耳子煎汤，饭后送服藿香糊，每次服 10g，每日 2 次，连服数日。具有疏风清热通窍的作用，适用于风热侵袭证患儿的预防。

（4）黄芪白术汤：黄芪 24g，白术 6g，防风 6g，白芷 6g，猪瘦肉适量，煎汤，日服 1 次，连服数日。具有益气健脾功效，适用于肺脾气虚证患儿的预防。

3. 其他防病方法

（1）艾灸法：取百会、大椎、肺俞、上星、足三里等穴位，采用隔姜灸，隔日 1 次，每次 10 分钟，疗程为 7～10 次。在季节性过敏性鼻炎的好发季节前做预防性治疗。

（2）贴敷法：白芥子 21g，细辛 12g，共研细末，分成 3 份，每隔 10 天使用 1 份，用时取药末 1 份，加生姜汁调稠如硬币大，分别贴在肺俞、大椎穴，贴 2～4 小时揭去。若贴后皮肤发红，局部出现小疱疹，可提前揭去。时间为每年夏天的初伏、中伏、末伏 3 次，连用 3 年。

（3）耳穴压豆法：取肺、脾、肾内鼻等耳穴，以王不留行籽黏胶固定，随时按压，双耳交替，2～3 日更换一次。

（4）取嚏法：通过刺激鼻腔，使患者连续不断地打喷嚏而达到驱邪外出的治疗方法。将炒苍耳子 5g，辛夷 5g，白芷 30g，薄荷 2g，藁本 5g，共研成细末，每次取少量吹入鼻腔，每天 2～3 次，在好发季节前做预防性治疗。

（5）塞鼻法：苍耳子 40 余粒，将其捶破后放入锅中，倒入香油 50g，用文火煎炸。待苍耳子炸枯时，过滤去炸，待油冷却后，装入玻璃瓶备用。使用时，用消毒棉浸油少许，于每晚睡前塞于鼻腔内，每天 1 次。为防止夜间呼吸困难，轮流塞入两鼻腔即可。

（6）按摩法：当鼻痒、喷嚏频频时可通过按摩迎香穴至该处发热为度，可以缓解症状发作。

（五）调养护理

1. 襁褓衣着护理

初春时节天气多变，昼夜温差较大，注意衣着随季节增减，出门应戴口罩，防止冷空气吸入，颈前部和脐腹部要注意保暖。立春、雨水、惊蛰时节，厚衣物不应脱的过早，可以穿着带拉链或扣子的外套，方便穿脱。俗话说谷雨时节雨纷纷，温度逐渐上升，雨水充沛，天气回暖可适当减少衣物，淋雨后应及时擦干或更换衣物，特别是鞋袜湿后应及时更换。夏日阳光充沛，阳气足，寒性体质小儿在盛夏症状多有缓解之势，穿衣宜透气吸汗的纯棉衣物，但如果空调房内温度较低，仍需注意增加衣物。秋冬天气风大而干燥，应注意及时添加衣物，体质较好的儿童可以尝试"秋冻"，增加儿童对天气变化的适应能力，但平素易感冒的小儿要及时添加衣物。

2. 日常饮食调养

变应性鼻炎患儿要积极寻找过敏原，避免摄入过敏原食物，但不要盲目忌口。儿童处在生长发育时期，对摄入富含蛋白质的食物十分重要，如没有明确存在食物过敏，不应该对儿童过度控制饮食。且变应性鼻炎患儿免疫功能低下，盲目忌口会导致营养缺乏，免疫功能更加低下，抗病能力低下而引起发病。饮食调养需要根据体质辨识后分别实施。肺脾气虚证患儿体质，饮食调养要注意补肺健脾益气，多食小米、粳米、红薯、香菇、山药、大枣、莜麦面、栗子等。风热侵袭证患儿，宜食清淡食物，增加绿色蔬菜，水果摄入，忌辛辣煎炸食物。

3. 生活起居调护

晨起时不要急于开窗通风，可待活动后身体暖和时再开窗通风。儿童活泼好动，容易出汗，应避免汗出当风，出汗后要及时换衣物。秋冬季节应适当暖衣温食以养护阳气，夏季多汗易伤阳，应避免过汗，也不可恣意贪凉饮冷。在供暖较好的北方地区，冬天应保证室内湿度，以免室内过于干燥，造成变应性鼻炎患儿鼻腔出血。

4. 情志兴致调节

变应性鼻炎患儿因常常流涕遭到其他孩子的嘲笑，家长和老师要注意教育和开导，避免患儿形成自卑心理。"忧思伤脾""脾为肺之母"而加重病情，不利于患儿的康复。

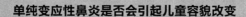

单纯变应性鼻炎是否会引起儿童容貌改变

很多家长询问，长期变应性鼻炎是否会引起儿童容貌改变呢？

单纯的变应性鼻炎不容易引起儿童容貌改变，引起儿童容貌改变的疾病多为腺样体肥大（咽扁桃体肥大），或过敏性鼻炎合并腺样体肥大。由于鼻咽部感染和反复炎症刺激咽扁桃体引起病理性增生，腺样体肥大，阻塞鼻腔，引起呼吸不顺，严重者鼻腔通气受阻，出现张口呼吸。长期张口呼吸可能影响面骨发育，出现上颌狭长，牙齿外突，牙列不整，下颌下垂，上唇上翘，下唇悬挂，外眼角下拉，鼻唇沟浅平，即所谓"腺样体面容"。

四、哮　喘

支气管哮喘简称哮喘，是儿童期最常见的慢性呼吸道疾病。以反复发作性喘息、气促、胸闷或咳嗽等表现为特点，常在夜间和或清晨发作或加剧。

发病原因一般认为有以下几点：

1. 过敏体质

2. 居住或学习的环境中的过敏原

尘螨是引发哮喘的重要诱因，此外如动物皮毛、家禽羽毛、昆虫残皮或脱屑、棉花纤维、绒毛玩具、羊毛地毯、蟑螂、花粉、霉菌和病毒、细菌、支原体等均可诱发哮喘。吸入污染的空气、汽车尾气等亦可引发哮喘。

3. 药物因素

阿司匹林、心得安、消炎痛、青霉素、磺胺类药物、各种蛋白质制剂、血清制剂以及某些气雾剂等。

4. 食物因素

各种海鲜、动植物蛋白和部分热带水果如猕猴桃、芒果、菠萝等也常常诱发哮喘。

5. 运动

各种运动均可诱发不同程度的哮喘。

6. 精神因素

精神压力易导致哮喘的发作或加重。

（一）疾病特点

常见胸闷、咳嗽（学龄患儿能主诉胸闷），其次为打喷嚏、鼻塞、流涕和鼻痒、咽痒、眼痒和流泪等先兆症状；发作时，初起表现为刺激性干咳，似异物刺激呛咳。继而黏液分泌物聚集，气道狭窄变重，气喘逐渐加剧，患儿自觉气短，出现呼吸加深，呼气延长。重者表现为严重支气管痉挛或梗阻，患儿喘憋加重，嘴唇明显发紫，呼吸加快，甚至不规则，端坐呼吸，恐惧不安，大汗淋漓。

（二）病证辨识

1. 肺脾气虚证

反复感冒，气短促，汗自出，咳嗽无力，疲倦懒言，形体消瘦，食欲较差，面白少华或萎黄，大便稀或不成形，舌质淡胖，苔薄白。

2. 脾肾阳虚证

动则喘促，咳嗽无力，气短心悸，面色苍白，形寒肢冷，脚软无力，腹胀，食欲较差，大便稀或不成形，夜尿多，发育迟缓，舌淡，苔薄白。

3.肺肾阴虚证

喘促无力，咳嗽时作，干咳或咳痰不爽，面色潮红，形体消瘦，潮热盗汗，口咽干燥，手足心热，大便秘结，舌红少津，苔花剥。

4.痰热内蕴证

咳嗽喘息，声高息涌，喉间哮吼痰鸣，痰稠黄难咯，胸膈满闷，身热，面赤，鼻塞流黄稠涕，口干，咽红，尿黄，便秘，舌质红，苔黄。

5.寒痰内伏证

咳嗽气喘，喉间哮鸣，痰稀色白，多泡沫，形寒肢冷，面色淡白，唇青，舌淡红，苔白滑。

（三）防病要点

支气管哮喘的预防关键在于避免各项危险因素，如避免接触变应原，去除各种诱发因素，积极治疗和清除感染灶。具体内容可参照过敏性鼻炎的防病要点。

（四）防病方法

哮喘患儿，日常可根据中医体质辨识进行中药内服、外敷，或药膳食疗，或针灸推拿等方法的预防，认真观察哮喘患儿每年的发作时间或季节，最好在发作前1个月开始预防，做到未病先防，以达到较好的临床效果。

1.辨证防病

肺脾气虚证患儿选用玉屏风颗粒或玉屏风散口服液；脾肾阳虚证患儿

可选用金匮肾气丸；肺肾阴虚证患儿可选用麦味地黄丸；痰热内蕴证患儿可选用珠珀猴枣散；寒痰内伏证患儿可选用小青龙丸或二陈丸。具体用药请在中医儿科医生指导下使用。

2. 药膳防病

（1）冰糖炖麻雀：麻雀2只，去毛和内脏，洗净，放冰糖20g，置碗中隔水蒸熟，日服2次，连服数日。具有益气润肺止咳的作用，适用于肺脾气虚证患儿的预防。

（2）干姜茯苓粥：干姜5g，茯苓20g，甘草10g，粳米120g。将姜、苓、草煎汁去渣，与粳米同煮成粥，日服2次，连服2周。具有温肺散寒、化痰平喘的功效，适用于寒痰内伏证患儿的预防。

（3）鱼腥草煲猪肺汤：鱼腥草30g，猪肺1个，煮汤，日服2次，连服7日。具有清热解毒、滋阴润肺的作用，适用于痰热内蕴证患儿的预防。

（4）参苓粥：党参30g，茯苓30g，生姜5g，粳米120g。将党参、生姜切薄片，茯苓捣碎泡半小时，煎取药汁两次，用粳米同煮粥，日服2次。一年四季常服，适用于肺脾气虚证患儿的预防。

3. 其他方法

（1）艾灸法：取大椎、肺俞，隔姜灸，隔日1次，每次15～20分钟，疗程为7～10次。在好发季节前做预防性治疗。

（2）贴敷法：白芥子21g，延胡索21g，甘遂12g，细辛12g。共研细末，分成3份，每隔10天使用1份，用时取药末1份，加生姜汁调稠如硬币大小，分别贴在肺俞、心俞、膈俞、膻中穴，贴2～4小时揭去。若贴后皮肤发红，局部出现小疱疹，可提前揭去。时间为每年夏天的初伏、中伏、末伏3次，连用3年。

（3）长期正确使用糖皮质激素吸入疗法是预防复发的关键，采用阶梯治疗方案，体现个性化治疗，并在医生指导下用药。

（五）调养护理

1. 襁褓衣着护理

参照过敏性鼻炎内容。

2. 日常饮食调养

儿童哮喘的生理病理特点表现为脏腑娇嫩，肌肤柔弱，血少气弱，筋骨未坚，肺脾薄弱，肾气未充，经脉未盛，神气怯弱等，以肺、脾、肾三脏虚损为要。因此，在临床中体质差的儿童多表现为肺脾气虚、脾肾阳虚、脾肾阴虚等证候，调养时应根据不同体质类型分别对待。同时不要恣意贪凉饮冷，以免寒饮内伏。

（1）肺脾气虚证患儿，饮食调养要注意健脾益气，宜多食小米、粳米、扁豆、红薯、香菇、山药、大枣、土豆、栗子等。哮喘儿童体质常见脾胃虚弱，不宜过于滋腻，应选择营养丰富而易于消化的食物，亦可选用补气药膳调养身体。

（2）脾肾阳虚证患儿，可多食温补的食物，如羊肉、鸡肉、鱼肉、虾、刀豆、核桃、栗子、韭菜等。少食或忌食生冷寒凉、滋腻之品，即使盛夏也不可过食寒凉之品，可服用一些具有健脾益气作用的食物。

（3）痰热内蕴证患儿，注意衣物不宜过厚，宜食清利化湿之品，忌辛辣燥烈食物，少食甜食，以免助热生痰。平素嗜食肥甘厚腻者，脾胃运化功能失常而易生痰湿，加上小儿为纯阳之体，日久可形成痰热内蕴之体质。

3. 生活起居调护

注意保暖，避免汗出当风，不宜在阴冷天气及潮湿之地长时间玩耍。平时注意活动四肢，以流通气血，促进脾胃运化，改善气血循环。切忌过劳，以免更伤正气。秋冬季节应适当暖衣温食以固护阳气。夏季多汗，易伤阳气，要避免过汗，耗伤阳气。

4. 运动锻炼养生

春季适当增加户外活动的时间，有利疏通气血经络，升发阳气。但应注意选择适当的运动方式和运动量，采用低强度、多次数的运动方式，注意"形劳而不倦"，循序渐进，持之以恒。不宜做大负荷的活动及大出汗的活动，否则容易耗伤人体阳气，并注意及时补充水分。

5. 情志兴致调节

春季要重在养肝，培养豁达乐观的生活态度，避免过劳，过度紧张，保持稳定平和的心态。情绪过度紧张容易诱发哮喘发作。

小贴士

三伏贴——冬病夏治的典范
法于阴阳，和于术数的养生观

《内经》曰："圣人之治病也，必知天地阴阳，四时经纪。""法于阴阳，和于术数。"提倡"春夏养阳，秋冬养阴"，顺应季节阴阳变化特点，冬病夏治，减少冬天发病。哮喘的病机特点为本虚标实，本虚主要为肺、脾、肾三脏虚弱，标实为痰饮留伏，夏季阳气充盛，则温能化饮，冬天气候寒冷，人体阳气闭藏之时易感寒而发，所以哮喘发病有夏轻冬重的特点。根据"天人合一"观，重视冬病夏治，在夏季阳气最旺时，顺应天气阴阳变化特点，善于保养人体阳气，这样可以减少哮喘在冬天的发病，如在三伏天贴敷药物预防哮喘，就可以减少哮喘的发生，减轻发作时的症状，延长缓解期。

五、荨麻疹

荨麻疹是由于皮肤、黏膜小血管扩张及渗透性增加而出现的一种局限性水肿反应。表现为大小不等的风团伴瘙痒，可伴有血管性水肿；突然发作，发无定处，时隐时现，瘙痒无度，消退后不留任何痕迹，可发生于任何年龄、季节和部位。若皮疹反复发生、缠绵不愈，至数日、数月或数年后，则迁延为慢性。慢性荨麻疹是指风团每周至少发作 2 次，患者发病持续时间 ≥ 6 周，少数慢性荨麻疹患者也可以表现为间歇性发作。

目前认为，荨麻疹原因复杂，多数患者不能找到确切的病因，按风团形成的原因可分为变态反应型和非变态反应型。常见病因为：①过敏性因素：主要分为食入性和吸入性两大类。食入性因素：主要是动物蛋白性食物，如海鲜类、肉类、蛋类等，植物性食物如水果类及竹笋、菠菜及食品添加剂、防腐剂等。吸入性因素：如花粉、羽毛、灰尘、动物皮屑、气体、挥发性化学品等。②感染因素：隐性感染是慢性荨麻疹的重要病因之一。③昆虫叮咬因素引起。④药物因素：如青霉素、吗啡、可待因、杜冷丁、多枯菌素、维生素 B_1 等。⑤物理因素：机械刺激、垂直受压、冷、热以及日光照射等。⑥遗传因素：与遗传有关的荨麻疹有遗传性家庭性荨麻疹综合征、家族性冷荨麻疹、迟延性家庭性局限性热荨麻疹等。

（一）疾病特点

急性荨麻疹的皮疹具有以下 4 个特点：

1. 突然发作、形态多种多样的中心水肿性皮疹，且经常伴有反射性红晕；

2. 剧烈瘙痒，有时可有灼烧感；

3. 皮疹时起时消，多于 24 小时内消退不留痕迹；

4. 易发生于眼睑、口唇等组织疏松部位，水肿明显。

（二）病证辨识

1. 风热证

症见红色丘疹、风团，痒痛不止，甚则伴有面目浮肿，汗出受热后易发，或伴口干、咽干、心烦。舌红苔薄白，脉浮数，指纹浮紫。

2. 风寒证

多见于寒冷型荨麻疹，症见淡红或苍白色丘疹，风团，舌淡苔薄白，脉浮紧，指纹浮红。

3. 血热证

一般起风团较少，每到夜间皮肤先感灼热刺痒，抓搔之后起红紫抓痕，伴心烦。舌红苔薄黄，脉数。

4. 血瘀证

症见暗红色丘疹，风团，伴面色晦暗，口唇紫暗，或皮疹见于腰围、腰带压迫等处。舌质紫暗。

5. 脾胃虚弱证

症见淡红色风团，伴胃纳减退，腹痛腹胀或恶心呕吐，大便溏泄等。舌淡苔白或腻，脉缓弱。

（三）防病要点

1. 避免接触过敏原

参照过敏性鼻炎内容。

2. 避免感染

怀疑与各种感染或慢性炎症相关的慢性荨麻疹，在其他治疗无效时，在医师指导下可酌情考虑抗感染或控制炎症等治疗。同时，在气候交替或流行性疾病暴发时节，避免患儿到人流量较大的公共场合，以免病菌交叉感染，诱发荨麻疹。

3. 注意避风防寒保暖

骤冷骤热直接作用于皮肤会使组胺释放增加而发病。例如剧烈运动或热水浴后，随出汗而起风团；晨起因衫衣单薄被寒冷侵袭，随毛管收缩而起风团。因此居室应保持一定的温度，要经常开窗保持空气流通及清新。居家或者外出时应根据气候变化增减衫衣。尽量避免强风侵袭，强日光照射。忌用水温过高或太冷的水洗澡或清洗瘙痒部位。

4. 适当参加体育锻炼

根据个人情况和不同季节选择合适的锻炼项目，如跑步、游泳、球类、太极拳等，均可促进机体新陈代谢，使皮肤血流量增加，从而提高皮肤免疫力。锻炼时勿过于剧烈，避免出大汗，否则适得其反。

5. 保持皮肤润滑

患者平时保养皮肤的方式以清水清洁为宜。每次浴后可适当涂抹润肤露，可保住皮肤表面水分，缓解皮肤干燥瘙痒的不适。保持充足水分和睡眠，避免滥用护肤品。

（四）防病方法

1. 辨证防病

风热证患儿可选用感冒清热胶囊、银翘解毒丸、肤痒颗粒等；风寒证患儿可选用参苏胶囊；血热证患儿可选用当归苦参丸、消风止痒颗粒等；血瘀证患儿可选用双丹颗粒、通络开痹片等；脾胃虚弱证患儿可选用小儿醒脾颗粒、健脾丸、补中益气丸等。具体用药请在中医儿科医生指导下使用。

2. 药膳防病

（1）虎耳草粥：将虎耳草 50g 去根、老叶，洗净备用，用粳米 150g 淘净放入锅中，加水适量，置武火上烧沸，加入虎耳草，文火熬成粥，加入红糖搅匀即成。具有清热除湿、祛风止痒功效，适用于荨麻疹患儿的预防。

（2）芪防粥：将生黄芪 60g，防风 15g，放入锅内，加水适量，煎熬取汁经纱布过滤待用。粳米 60g 淘净，与黄芪防风汁一起放入锅内，加水适量，熬煮成粥，加入红糖拌匀即成。具有益气固表、祛风散邪的作用，适用于荨麻疹反复发作，疹块色白患儿的预防。

（3）荆芥苍耳子粥：用荆芥穗 15g，苍耳子 10g，薄荷 15g，洗净放入锅内，加水适量，置武火上烧沸，滤渣留汁待用。将粳米 50g 淘净，放入锅中，加入药汁，用文火煮熟即成。具有祛风除湿、理血散邪功效，适用于荨麻疹患儿的预防。

3. 其他方法

耳穴贴压：用探针在双耳寻找敏感点，肺、荨麻区、神门、内分泌、肾上腺。选穴后用 75% 酒精消毒，用小镊子将粘有王不留行籽的胶布对准穴位贴压，用手指把贴好的穴位，逐个按压至耳朵发热、发红；每天自行按压 5 次，每次按压 1 分钟，隔天换 1 次。

（五）调养护理

1. 日常饮食调养

（1）风热证患儿宜食寒凉性食物，服用绿豆粥、薏苡仁汤，宜吃萝卜、青蒿、黄瓜等蔬菜，饮用薄荷水、金银花露等清凉饮料以疏风清热；忌食助火生热之食品。

（2）风寒证患儿宜食温热性食物，服用姜糖水、姜枣茶、当归生姜排骨汤等以疏散风寒；忌食生冷，如冰棍、雪糕及凉菜冷饮等，防其寒凉入侵。

（3）脾胃虚弱证患儿饮食宜清淡，如多吃豆制品，新鲜蔬菜及水果；忌食甜腻、肥厚等助湿生热食品。

2. 生活起居调护

生活规律应当适应外界环境变化，及时添减衣物。要勤做卫生，保持居室清洁，家中不养猫、狗等宠物，不种鲜花植物。尽量不用地毯，居家空调要经常清洗，小儿远离过敏原，减少反复发作。

附：湿疹、过敏性结膜炎

1. 湿疹

湿疹多是由内外因素引起的变态反应，且伴有不同程度的皮肤瘙痒症状。常见多种形态的皮肤损害，时有渗出及反复发作的特点；皮疹具有对称性、多形性、瘙痒性、渗出性、反复性五大特性。婴儿湿疹是一种常见的、由内外因素引起的过敏性皮肤炎症。皮损以丘疱疹为主的多形性损害，有渗出倾向，反复发作，急、慢性期重叠交替，伴剧烈瘙痒，病因常常难以确定。儿童期湿疹多数为干性，可由婴儿湿疹迁延、转化而来，也可以在儿童期首次发病。

治疗湿疹，总的治疗原则为对症治疗。针对不同皮损程度、病期、部位选用不同的外用中成药。其中止痒是关键，阻断瘙痒 - 搔抓 - 瘙痒的恶性循环。皮肤局部外用药疗程一般为 2 ～ 4 周。

急性期治疗原则为清热除湿、收敛止痒。皮损表现为红斑、丘疹、斑丘疹的无渗出者，治疗以清热止痒为主，可选用止痒消炎水、复方炉甘石洗剂等；皮损表现为丘疱疹、水疱、糜烂的渗出者，治疗以清热燥湿止痒为主，可选用皮肤康洗液、复方黄柏液、甘霖洗剂等。

亚急性期治疗原则为除湿收敛、祛风止痒。皮损表现为少量渗出者，治疗以清热收敛止痒为主，常用药为舒乐搽剂、儿肤康搽剂等；皮损表现为潮红、鳞屑的无渗出者，治疗以清热除湿、祛风止痒为主，常用药如：舒乐搽剂、儿肤康搽剂、肤疾洗剂、青鹏软膏、消炎癣湿药膏、丹皮酚软膏、冰黄肤乐软膏等。

慢性期治疗原则为清热、活血化瘀、润肤止痒。皮损表现为皮肤肥厚浸润、苔藓样变着的患者，治疗以清热活血化瘀止痒为主，如：青鹏软膏、冰黄肤乐软膏、蜈黛软膏等；皮损表现为皮肤干燥粗糙、有鳞屑者，治疗以清热润肤止痒为主，如：青鹏软膏、冰黄肤乐软膏、黑豆馏油软膏等。

护理方法主要有：①给患儿洗脸洗澡时，不要用肥皂液刺激身体、四肢；湿疹较重时，暂时不要盆浴，洗后要立即涂药，保持皮肤滋润，缓解瘙痒症状；②给患儿换上清洁柔软舒适的衣服，枕巾、被单要常换洗，衣服被褥优先选用浅色纯棉布制作，避免使用化纤制品；③避免患儿受冷或受热，如躲避冷风，夏季不要暴晒；④注意饮食，患儿同母乳喂养患儿的母亲饮食宜清淡；⑤尽量避免吸入过敏原、食入过敏性食物；⑥注意清洁，常修剪患儿指甲，注意患儿皮肤卫生，勿用热水或肥皂水清洗皮损处，避免使用刺激性止痒药物。

2. 过敏性眼结膜炎

过敏性结膜炎，又称变态反应性结膜炎，是结膜对外界过敏原的一种超敏免疫反应。表现为眼部奇痒、眼睑水肿、结膜充血、分泌物增多、畏光流泪等主要症状。大部分属于自限性疾病，但往往反复发作，迁延多年，严重影响患儿身心健康。

过敏性结膜炎主要有以下亚型：

（1）季节性过敏性结膜炎：是最常见的轻型过敏性结膜炎之一，具有自限性，特征为睑结膜小滤泡；

（2）常年性过敏性结膜炎：表现在某些季节发作更严重，特别是在秋季，症状和体征与季节性过敏性结膜炎相似，但病情较轻和持续时间较长；

（3）春季角结膜炎：特点是伴随春季而发生，春季后自发性消失。这种过敏性结膜炎的发病率通常在春季达到高峰，与气候、花粉、烟尘的刺激有密切关系。春季角结膜炎常累及角膜，部分病例可出现角膜缘胶样隆起结节，甚至由细小点状混浊到斑块状表浅溃疡；

（4）特应性角结膜炎：是过敏性结膜炎中较为严重的一种，除持续时间长外，可严重影响视力，眼部受累出现结膜瘢痕、乳头形成和点状角膜病变，也可发展为严重角膜上皮剥脱、溃疡、混浊和角膜血管翳；

（5）巨乳头性结膜炎：是近年来因隐形眼镜的普及而出现的一种过敏性结膜炎，去除病因后，结膜的过敏性症状消失。

护理方法主要有：

（1）远离过敏原；

（2）眼睛护理：①避免长时间用眼，适当充分休息；眼痒时，不要用手揉眼和用没有经过灭菌处理的物品擦眼；滴眼药水前后要洗手，以免增加眼部细菌感染的机会；②治疗期间停止佩戴隐形眼镜等角膜接触镜，炎热季节外出佩戴深色太阳镜，减少阳光的刺激。

（3）饮食护理：宜清淡易消化，多食新鲜蔬菜、水果及营养丰富的食物，多饮水、多食清热解毒食品。治疗期间忌辛辣刺激之品、忌腥膻发物和生姜。

六、秋　泻

秋泻即小儿秋季腹泻，特指发生于 10～11 月份的腹泻，是婴幼儿时期较为常见的消化系统疾病。主要由轮状病毒感染而发病，经粪 - 口途径传播，潜伏期 1～3 天，为自限性疾病，病程通常在 5～7 天。

（一）疾病特点

秋泻发病较急，大便次数增多，每日甚者可达十余次，多呈白色、黄色、绿色等水样或蛋花汤样便，带少量黏液，多无腥臭味。初起常伴有咳嗽、鼻塞、流涕等感冒症状，部分宝宝可伴有呕吐，或有发热，体温多在 38.0～39.0℃之间。疾病初期，精神状态良好、泄泻程度较轻的患儿可根据中医治未病理论进行干预，若出现口渴、哭闹、烦躁、尿量减少等脱水表现，应及时到医院就诊，在医师指导下进行合理治疗。

附：秋季腹泻和普通腹泻的区别

秋季腹泻和普通腹泻的区别一览表

	秋季腹泻	普通腹泻
高发季节	在秋季发病，即国庆前后到元旦前这段时间	一年四季均可发病
病程	一般持续 5～7 天	一般持续 3～5 天
症状表现	大便次数一般在 5～6 次 / 日，多的可达十余次。便质多为清水样或蛋花汤样，带有少量黏液，无腥臭味	大便混有奶瓣或是大便有黏液，消化不良引起的会有酸臭味
致病菌	多为轮状病毒	多为大肠杆菌
抗生素	使用抗生素一般无效	大多数使用抗生素有效

（二）病证辨识

1. 湿热证

大便呈水样或蛋花汤样，泻下急迫，量多次频，气味秽臭，或见少许黏液，腹痛时作，食欲不振，或伴呕恶，神疲乏力，或发热烦闹，口渴，小便短黄，舌红，苔黄腻，脉数，指纹紫滞。

2. 风寒证

大便清稀，夹有泡沫，臭味不甚，肠鸣腹痛，或伴恶寒发热，鼻流清涕，咳嗽，舌质淡，苔薄白，脉浮紧，指纹淡红。

3. 脾虚证

大便稀溏，色淡不臭，多于食后作泻，时轻时重，面色萎黄，形体消瘦，神疲倦怠，舌淡苔白。

4. 脾肾阳虚证

久泻不止，大便清稀，完谷不化，或见脱肛，形寒肢冷，面色㿠白，精神萎靡，睡时露睛，舌淡苔白。

5. 气阴两伤证

泻下无度，质稀如水，精神萎靡或心烦不安，目眶及前囟凹陷，皮肤干燥或枯瘪，啼哭无泪，口渴引饮，小便短少，甚至无尿，唇红而干，舌红少津，苔少或无苔。

（三）防病要点

深秋季节，气温骤降容易发生秋泻，受凉和饮食不洁是秋泻的主要原因。因此，深秋时期要注意宝宝的保暖措施和饮食卫生。

1. 提倡母乳喂养

在这个广告信息发达的时代，许多家长认为奶粉要比母乳具有优越性。实则不然，母乳中含多种免疫球蛋白、消化酶和抗体等有益成分，这是奶粉和其他母乳代用品不可比拟的。母乳的有益成分不仅有助于增强宝宝的胃肠道免疫功能，还能促进宝宝的胃肠消化动力，促进营养物质的消化吸收。而且母乳温度适宜，不易污染，是防治小儿秋泻的最佳食品。

2. 注意饮食卫生

秋泻是由轮状病毒经粪 - 口途径传播而引起的急性消化道传染病，饮食需卫生是本病防治的主要措施。要认真做好小儿的饮食卫生，培养小儿饭前便后要洗手、不喝生水和不乱吃不洁食物的习惯，避免病从口入。有些妈妈喜欢帮孩子先试试食物温度的行为是不可取的，因为成人口腔内的某种细菌或病毒可能会成为小儿的致病菌。

3. 按时添加辅食

不论小儿是接受母乳喂养还是人工喂养，父母都应按时给他们添加辅食。因为添加的辅食既可以有效地锻炼宝宝的咀嚼和吞咽能力，也可以丰富摄入的食物，增加食欲，帮助消化，满足小儿生长发育所需要的营养物质，促进小儿的健康成长。

4. 注意保暖

深秋季节，气候乍寒乍热，昼夜温差较大，小儿脾常不足，骤然感受寒邪而引发秋泻。因此，深秋时期要重视小儿的保暖，尤其是腹部的保暖。

5. 接种疫苗

可在每年 7 ～ 9 月份，即秋季腹泻流行季节来临之前接种轮状病毒活疫苗，可以预防秋季腹泻。

（四）防病方法

秋泻患儿在立秋过后根据中医体质辨识进行中药内服、外敷，或药膳食疗，或艾灸推拿等方法预防。

1. 辨证防病

湿热证患儿可选用葛根芩连丸或香连丸；风寒证患儿可选用藿香正气丸；脾虚证患儿可选用参苓白术颗粒；脾肾阳虚证患儿可选用四神丸；肺肾阴虚证患儿可选用麦味地黄丸。具体用药请在中医儿科医生指导下使用。

2. 药膳防病

（1）健脾八珍粥：先将砂仁 2g，炒山药、炒莲子肉、炒芡实、茯苓、炒扁豆、薏米仁各 5g，加水煎汁，去药渣后与糯米 10g，粳米 30g 共熬成粥，可加入适量的绵白糖，日服 1 ～ 2 次，连服数周。具有益气健脾，化湿调运的作用，适用于脾虚证患儿的预防。

（2）淮山药粥：先将粳米 50g 加水煮沸，再加入淮山药细粉 20g 共熬成粥，日服 12 次，连服数周。具有补脾益胃功效，适用于脾虚证患儿的预防。

（3）四神猪肚瘦肉汤：将肉豆蔻 3g、补骨脂 15g，吴茱萸 3g，山药 9g，莲子肉 20g，白术 9g，黄芪 15g，生姜 3 片同适量的猪肚、瘦肉加水炖熟成粥，日服 1 ～ 2 次，连服数周。具有温阳健脾补肾作用，适用于脾肾阳虚证患儿的预防。

3. 其他方法

（1）贴敷法：

1）黄连、黄柏、白头翁、秦皮、香附、泽泻各 9g，共研细末，加生姜汁调成糊状，分别贴在神阙穴（脐部）、大肠俞穴，每次 2～5g，每日 1 次，每次 15 分钟，直至症状缓解。若贴后皮肤发红，局部出现小疱疹，可提前揭去。

2）吴茱萸 30g，丁香 2g，胡椒 30 粒，共研细末，醋调成糊状，敷贴脐部，每次 1～3g，每日 1 次，每次 2～4 小时。

（2）推拿法：运脾土，推大肠，清小肠，摩腹，揉天枢、龟尾，推七节骨，捏脊 3～5 遍。隔日 1 次，在好发季节前做预防性治疗。

（五）调养护理

1. 褓褓衣着护理

深秋季节，气候乍寒乍热，昼夜温差较大，小儿脾常不足，骤然感受寒邪而引发秋泻。因此，早晚外出可加外套，最好是有拉链的衣服，易穿易脱，及时为宝宝增减衣物，避免受凉发病。

2. 日常饮食调养

小儿脾常不足，胃肠功能薄弱，骤然受寒，饮食不洁，发为秋泻。此时可根据患儿的不同体质进行饮食调养。

（1）脾虚证儿童，宜多食升气健脾之品，如鱼肉、豆类、胡萝卜、薯类、玉米、猪里脊肉、小米、粳米等。其中马铃薯不仅有收敛止泻的功效，还可生津增液，尤为适合秋泄患儿。脾虚证患儿不宜过于食用肥甘滋腻之物，应选择营养丰富而易于消化的食物。

（2）脾肾阳虚证儿童，可少量进食温补食物，选择高热量的肉类、鱼类食品以暖脾温肾，考虑此时正值秋燥，切不可温补太过。

（3）湿热内蕴证患儿，多食清利之品如白扁豆、薏苡仁、茯苓、红豆、山药、西兰花、荸荠等，少食葱、姜、蒜、韭菜、辣椒等辛味食物以防湿热内蕴。

（4）气阴两虚证患儿，多食滋阴润燥之品，如银耳、蜂蜜、甘蔗、燕窝、梨、藕、菠菜、鳖肉、乌骨鸡、豆浆、饴糖、鸭蛋、核桃、糯米等。每天保证摄入足够的饮水量、蔬菜及水果，有助于养阴。慎用辛辣、香燥之品。

3. 生活起居调护

秋季气候干燥，因此注意婴幼儿特别是婴儿的皮肤护理尤为关键。家长们需要勤换尿布、每次便后要将肛门周围的皮肤清洗干净，也可在臀部适当的涂抹润肤露，避免皮肤糜烂，造成病原体侵袭皮表。此外，餐具要及时消毒，避免宝宝饮用生水、进食变质食物，食物存放要防止被昆虫污染，以阻断轮状病毒的传播。

4. 运动锻炼养生

古语有言"春困秋乏"，一般来说，秋乏是机体因夏季超常消耗而做出的保护性反应，常有倦怠、乏力、精神不振等表现。而预防秋乏的最佳方式就是通过适量的户外运动以提高宝宝机体的防御能力，促进胃肠消化。

小贴士

婴幼儿秋季腹泻的误区

有些父母可能会对秋泻的认识不够而产生许多误区，在这里我们归纳为以下几点：

误区一：小儿秋泻是由不洁的食物引起的，所以没有传染性。秋泻的起因是病原体通过粪－口途径传播，这种传播方式容易造成环境污染，有时可引起局部地区的流行。另外，如果父母的双手接触过宝宝的粪便后没有彻底消毒，再接触了奶瓶、玩具等儿童用品，往往会造成二次感染。

误区二：小儿秋泻是由细菌感染导致的，应使用抗生素治疗：首先，秋泻主要是由轮状病毒引起，而非细菌引起；其次，对于轮状病毒而言，抗生素治疗无效，还可导致肠道正常菌群失调，刺激细菌释放毒素，影响肠道的吸收功能。

误区三：宝宝腹泻的厉害，用止泻药可以止泻：许多父母看到宝宝每天腹泻十余次，很是心痛，主张使用止泻药。然而在没有出现脱水的情况下，腹泻其实是一种保护性机体反应，机体为了将毒素排出而出现大便次数增多的情况，殊不知止泻药不利于毒素的排出。

误区四：宝宝腹泻，禁食很重要：秋泻的宝宝如无特殊情况（如呕吐过于频繁等）是不需要禁食的。因为这会导致宝宝脱水和体内电解质紊乱，还可能出现营养缺失或饥饿性腹泻。合理的做法是：腹泻剧烈，或严重腹痛呕吐时可适当禁食 2～3 小时，或适当地延长喂食时间；当宝宝吃不下时，不用强逼或哄骗；当宝宝进食过量时及时遏制，以减轻胃肠负担。

七、惊　风

惊风是由多种原因引起的，以全身或局部肌肉抽搐为主要症状，常伴有神志不清的一种病证。古人将其抽搐时的主要表现归纳为惊风八候，即搐、搦、掣、颤、反、引、窜、视。一般将惊风分为急惊风、慢惊风两大类。凡起病急暴、属阳属实者，称为急惊风；凡病久中虚、属阴属虚者，称为慢惊风。本病西医学称为小儿惊厥，它可发生于许多疾病的过程中，按病变部位可分为颅内、颅外，按疾病原因可分为感染性、非感染性。感染性分为颅内感染和颅外感染（如热性惊厥、感染性中毒性脑病等）；非感染性分为颅内疾病（如颅脑损伤与出血、畸形、肿瘤等）和颅外疾病（如缺氧缺血性脑病和代谢性疾病等）。惊风在一年四季均可发生，以 1～6 岁为常见。

（一）疾病特点

1. 发作先兆

少数患儿有发作先兆，如极度烦躁或不时"惊跳"、精神紧张、神情惊恐、四肢肌张力突然增加、呼吸突然急促、暂停或不规律、体温骤升、面色剧变等。

2. 典型表现

意识突然丧失，发生全身性或局限性、强直性或阵挛性面部、四肢肌肉抽搐，多伴有双眼上翻、凝视或斜视。局部以面部（特别是眼睑、口唇）和拇指抽搐为突出表现，双眼球常有凝视、发直或上翻、瞳孔扩大。不同部位肌肉的抽搐可导致不同的临床表现，如咽喉肌抽搐可致口吐白沫、喉头痰响，甚至窒息；呼吸肌抽搐可致屏气、发绀，导致缺氧；膀胱、直肠肌、腹肌抽搐可致大小便失禁；严重的抽搐可致舌咬伤、肌肉关节损害、跌倒外伤等。

3. 惊厥发作

每次为期数秒至数分钟不等。部分患儿发作后肌肉软弱无力、嗜睡，甚至醒后仍然乏力。严重持续惊厥或频繁惊厥中间无清醒期持续超过30分钟，称为惊厥持续状态，有时还伴有暂时性瘫痪。新生儿惊厥往往表现不典型，可有轻微的局限性抽搐如凝视、眼球偏斜、眼睑颤动、面肌抽搐、呼吸不规则等。

（二）病证辨识

1. 肝胆湿热证

发作时以高热持续、抽搐频作、神昏谵语为主症。平素胁肋可出现胀痛或灼痛，腹胀，自觉发热，口干纳少，口苦，目赤肿痛，恶心欲呕，小便短赤或黄，大便不调，或身目发黄，舌红，苔黄厚而腻。

2. 气郁化火证

发作时以抽动有力、摇头耸肩、张口歪嘴、口出异声秽语为主症。平素烦躁易怒，多动不宁，久久不能入睡，多梦，面红耳赤，大便秘结，小便短赤，舌质红，苔黄。

3. 痰热内扰证

发作时以痰涎壅盛、喉中痰鸣、瞪目直视、手足抽搐不明显或局部抽动为主症。平素多动多语，烦躁不安，冲动任性，心悸不宁，胸中烦热，失眠多梦，面赤气粗，纳少口苦，便秘尿赤，舌质红，苔黄腻。

4. 脾虚肝旺证

发作时嘴角抽动、肢体动摇、喉中作响、抽搐无力为主症，发作无常，时作时止。平素注意力不集中，精神不振，失眠健忘，胸闷，纳少厌食，形体多瘦弱或虚胖，面黄乏力，舌质淡红，苔白或腻。

5. 阴虚风动证

发作时肢体拘挛或强直、常伴有肢体麻木，抽搐时轻时重。平素精神倦怠，形容憔悴，身体消瘦，面色萎黄，但时有两颧潮红，虚烦低热，睡眠不宁，夜间盗汗，五心烦热，大便干结，舌质红绛，舌苔光剥。

6. 心胆气虚证

发作多由暴受惊恐所致。发作时身体战栗、喜投母怀、惊惕惶恐、肢体颤动。不寐多梦，易于惊醒，胆怯恐惧，遇事易惊，心悸气短，倦怠，小便清长，或虚烦不寐，形体消瘦，面色㿠白，易疲劳，舌质淡，苔薄白，或舌红。

7. 脾肾阳虚证

发作时四肢厥冷、手足蠕动震颤。平素精神不振，昏睡露睛，面白无华或灰滞，心悸气促，四肢不温，小便清长，大便溏泄，舌质淡，苔白。

（三）防病要点

惊风的预防最关键在于避免各种危险因素，如避免时邪感染、注意饮食卫生、避免跌倒惊骇等。对于存在原发病灶者，需积极治疗原发疾病。

1. 避免各种危险的诱发因素

各种感染引起惊厥的预防要点是：应注意在病毒性脑炎、细菌性痢疾等传染病高发期，避免到人流密集的公共场所，如游乐场、公园、汽车站、公交车等。要及时接种疫苗，注意增减衣物及个人卫生，同时避免食入不洁食物。有发热惊厥史患儿，发热时要及时采取退热措施。对于非感染引起的惊厥的预防，应加强看护，防止跌倒，限制小儿观看恐怖片或激烈打斗片影像和游戏，不要过度惊吓儿童，更不能击打或过度摇晃小儿头部。

2. 积极治疗引起惊厥的原发病灶

反复惊厥儿童要积极寻找原发病灶，及时治疗，去除病因，以减少惊厥发生的次数。如果是感染性惊厥，要及时清除感染灶。

3. 避免劳动过量及精神紧张

平时注意休息，不宜过度劳累，保持平和心态，遇事不能过分激动或太过紧张，要学会自我调节情绪，防止过度刺激大脑皮层而诱发惊厥发作。

（四）防病方法

1. 辨证防病

惊风患儿，日常可根据体质辨识进行中药内服预防。肝胆湿热证患儿可选用龙胆泻肝丸；气郁化火证患儿可选用丹栀逍遥丸；痰热内扰证患儿可选用琥珀镇惊丸；脾虚肝旺证患儿可选用琥珀抱龙丸；阴虚风动证患儿可选用知柏地黄丸；心胆气虚证患儿可选用牛黄镇惊丸；脾肾阳虚证患儿可选用附子理中丸汤。具体用药请在中医儿科医生指导下使用。

2. 药膳防病

（1）五汁饮：梨、荸荠、藕、鲜芦根各 100g，麦冬 50g。将上述五味洗净去皮后，使用器械或容器，粉碎绞汁饮用，连服数日。具有清热祛湿、平肝利胆功效，用于肝胆湿热证患儿的预防。

（2）菊花鸡肝汤：银耳 15g，菊花 10g，茉莉花 24g，鸡肝 100g（切薄片）。先将水烧沸，随即下入银耳及鸡肝，烧沸，撇去浮沫，待鸡肝熟时，再入菊花、茉莉花稍沸即可，日服 2 次，连服数日。具有清热泻火、疏肝解郁功效，用于气郁化火证患儿的预防。

（3）竹沥粥：淡竹沥汁 30g，小米 100g。先煮米做粥，熟时下竹沥汁，搅匀，代早餐服食，日服 1 次，连服数日。具有清热化痰作用，用于痰热内扰证患儿的预防。

（4）金橘山药小米粥：金橘 20g，鲜山药 100g，小米 50g，冰糖 15g。将金橘洗净，切片备用，山药去皮，切片，与金橘片及淘洗干净的小米一同入锅，加适量水，用大火煮开，改用小火熬成稠粥，加入冰糖即成。日服 1 次，连服 7～10 日。具有理气疏肝健脾作用，用于脾虚肝旺证患儿的预防。

（5）鳝鱼沙参汤：活白鳝鱼 250g，沙参 15g，玉竹 15g，百合 24g，百部 10g。鳝鱼去肠洗净切碎后与余药共加水适量炖熟，最后放入少许盐调味，吃肉喝汤。隔日一服，日服 1 次，连服 7～10 次。具有滋阴柔肝熄风作用，用于阴虚风动证患儿的预防。

（6）酸枣猪心汤：酸枣仁 20g、茯神 20g，柏子仁 20g，猪心 250g。将酸枣仁、茯神、柏子仁用纱布包好，加适量水与猪心一起炖熟即可。隔日一服，日服 1 次，连服 7～10 次。具有养心安神定志作用，用于心胆气虚证患儿的预防。

（7）虫草鹅肉汤：益智仁 10g，冬虫草 5g，鹅肉 100g。将鹅肉洗净切块与药材共入炖盅内，加适量水，隔水炖 3 小时，吃肉饮汤。隔 3～5 日一服，日服 1 次，连服 7～10 次。具有温补脾肾作用，用于脾肾阳虚证患儿的预防。

3. 其他方法

（1）艾灸法：取大椎、脾俞、关元、百会，悬空灸。隔日 1 次，每次 15～20 分钟，疗程为 7～10 次。用于脾肾阳虚证患儿的平时保健。

（2）推拿法：①补脾经，小儿大拇指的拇指面顺时针旋推，每日 1 次，每次旋推 200～400 回，疗程为 14 天。②清肝经，小儿食指指尖向指根方面直推。每日 1 次，每次直推 100～300 回，疗程为 1 个月。③揉小天心，小儿掌根部大小鱼际交界处的凹陷中旋揉。每日 1 次，每次旋揉 100～300 回，疗程为 1 个月。④清心经，小儿中指由指尖往指根方面直推。每日 1 次，每次直推 200～400 回，疗程为 1 个月。可用于平时惊风患儿的保健及预防。

（3）贴敷法：①将鲜地龙 10 条，洗净捣烂，加适量面粉调和用布包固定，贴敷于肚脐部，3～4 个小时后揭去，必要时再更换。用于高热儿童预防热性惊厥。②将珍珠粉 3g，朱砂 2g 共磨为细末，每次用 1g，置于肚脐，包扎固定。用于心神不宁，胆气怯弱的患儿受惊吓之后。若贴后皮肤发红，局部出现小疱疹，可提前揭去。

（4）耳穴压籽法：取双耳神门、交感、皮质下、脑干，将王不留行籽用胶布固定，时常用手指按压刺激，一般王不留行籽可保持1～3天。隔3～5日1次，疗程为5～10次。用于惊风患儿平时保健。

（五）调养护理

1. 襁褓衣着护理

"若要小儿安，三分饥与寒"，尤其是惊风患儿，多为痰热、湿热、阴虚体质，穿得过多、过厚，容易助阳生热化火，诱发惊厥。小儿的衣物以全棉吸汗、宽松为佳。

2. 日常饮食调养

（1）肝胆湿热证患儿，宜多食莲子、绿豆、梨子、赤小豆、海带、薏苡仁、茯苓、山药等，不宜过食滋腻之品，如黄芪、肥肉等。

（2）气郁化火证患儿，可多食疏肝清热降火的食物，如黄花菜、海带、山楂、玫瑰花、佛手等。

（3）痰热内扰证患儿，宜食清利化湿之品，如荸荠、冬瓜仁、鲜芦根，白萝卜、竹笋等，每日补充足量的绿色蔬菜，忌辛辣燥烈，注意保持大便通畅。

（4）脾虚肝旺患儿，饮食以健脾益气、疏肝理气为主，例如小米、柑橘、芹菜、薏苡仁、山药等。

（5）阴虚风动证患儿，多食滋阴柔肝之物，如阿胶、桑葚、枸杞、甲鱼、蛤蜊、百合、银耳等。

（6）心胆气虚证患儿，多食鸡肉、桑葚、莲子肉、龙眼肉、酸枣仁等。

（7）脾肾阳虚证患儿，宜食温阳食物，如：鲤鱼、鲫鱼、韭菜、花生、芝麻、胡桃肉等，少食或忌食寒凉之品，如苦瓜、白萝卜、柿子、螃蟹等。

3. 生活起居调护

为小儿营造一个安静、舒适的环境，居室宜光线柔和、通风，少看电视，少玩游戏，多看书，多出门散步。保证足够的睡眠，晚餐不宜过饱，睡前不宜打闹、嬉戏，更不宜食用酒、醋、茶叶、咖啡、巧克力、辣椒、生姜、大蒜和可乐等兴奋性物质以免诱发惊厥发作。

4. 运动锻炼养生

可让小儿多进行户外活动，增加机体抗病能力。但不宜剧烈运动，以免过度兴奋，引发惊厥。

5. 情志兴致调节

应培养乐观豁达的心态，保持平和心境，避免过度紧张或兴奋。家长对小儿要有耐心，关心鼓励小儿，要循序引导教育，不要责骂或体罚。

八、急性肾小球肾炎

急性肾小球肾炎简称急性肾炎，病因不一，临床表现为急性起病，多有前驱感染，以血尿为主，伴有不同程度的蛋白尿、水肿、高血压或肾功能不全为特点的肾小球疾病。临床分为急性链球菌感染后肾小球肾炎和非链球菌感染后肾小球肾炎。本病多发于冬春、夏秋季节，任何年龄都可发病，以 5～14 岁多见，小于 2 岁儿童少见，男女之比为 2：1。多数患儿在半年内恢复正常，少数尿液轻微改变可持续 1 年左右。

（一）疾病特点

急性肾小球肾炎表现轻重悬殊，轻者无症状，仅见镜下血尿，重者可呈急进性过程，短期内出现肾功能不全。

1. 前驱感染：90% 患儿有链球菌的前驱感染，以呼吸道和皮肤感染最为常见。

2. 典型表现：多数患儿有水肿（非凹陷性）、肉眼血尿或镜下血尿、不同程度的蛋白尿和高血压，1～2 周后随着尿量的增多，水肿消失，血压逐渐恢复正常，血尿和蛋白尿可持续一段时间。急性期常伴全身不适、乏力、食欲不振、发热、头痛、头晕、咳嗽、气急、恶心、呕吐、腹痛及鼻出血等。

3. 严重者可出现严重循环充血、高血压脑病和急性肾功能不全，应及时到医院急诊抢救。

（二）病证辨识

1. 风水相搏证

水肿自眼睑开始迅速波及全身，以头面部肿势为著，皮色光亮，按之凹陷随手而起，尿少色黄，微恶风寒或伴发热，咽红咽痛，骨节酸痛，鼻塞咳嗽，舌淡苔薄白或薄黄。

2. 湿热内侵证

头面肢体浮肿或轻或重，小便黄赤而少，尿血，烦热口渴，头身困重，近期有疮毒史，舌红苔黄腻。

3. 阴虚邪恋证

乏力头晕，手足心热，腰酸盗汗，或有反复咽红，舌红少苔。

4. 气虚邪恋证

身倦乏力，面色萎黄，纳少便溏，自汗出，易于感冒，舌淡红苔白。

（三）防病要点

1. 卧床休息

患儿病初2周内应卧床休息，待浮肿消退、血压正常、肉眼血尿消失后，才可下床轻微活动，并逐渐增加活动量，但3个月内仍应避免剧烈活动，血沉恢复正常后方可上学。

2. 限制水、盐、蛋白质及高钾食物

患儿在病初伴有水肿、少尿、高血压时，要适当限制水、盐、蛋白质及高钾食物的摄入，如紫菜、海带、香菇、香蕉、番茄、橙子、芒果等。同时，给予优质动物蛋白食物，如牛奶、鸡蛋、瘦肉、鱼等，每日蛋白质摄入量为 0.5～1.0g/（kg·d）。肾功能衰竭时要限制蛋白质及高钾食物摄入，有氮质血症者要减少高蛋白质食品摄入。

附：部分食物的蛋白质含量表

以下是每100克食物中蛋白质含量（单位：g）

稻米	6.9	白萝卜	0.6
面粉	9.9	胡萝卜	1
小米	9.7	水萝卜	1
玉米面	9	香菇（干）	12.5
黄豆	36.6	黑木耳	10.6
豌豆	24.6	银耳（干）	5
赤豆	20.2	海带（干）	8.2

绿豆	22.9	猪肉	16.9
黑豆	36	猪肝	20.1
扁豆	2.7	猪大肠	6.9
黄豆芽	11.5	牛肉	20.1
绿豆芽	3.2	羊肉	11.1
豆腐	7.4	鸡肉	23.3
臭豆腐	14.4	鸭肉	16.5
腐竹	53	鲫鱼	13
土豆	1.9	鲤鱼	18.1
大白菜	1.7	黄花鱼	17.2
菠菜	2.6	带鱼	15.9
韭菜	2.4	对虾	20.6
芹菜	0.8	墨鱼	17
小白菜	1.5	鸡蛋	14.8
油菜	1.8	鸭蛋	13
冬瓜	0.4	西红柿	0.9
苦瓜	1	茄子	1.1
黄瓜	0.8	蘑菇	21
南瓜	0.7	青椒	1.4
丝瓜	1	蒜苗	2.1
榨菜	2.2	植物油	无
蜂蜜	0.3	酱油	2
醋	1.3	啤酒	0.6
茶叶	25.9	辣酱	0.5
豆浆	4.1	芝麻酱	20

3. 预防感染

有呼吸道感染，其次为皮肤感染、泌尿道感染、龋齿等感染的小儿，要在医生指导下针对病原菌积极抗感染治疗。

（四）防病方法

1. 辨证防病

风水相搏证患儿可选用银翘解毒丸、银黄口服液、蓝芩口服液、肾炎片、八正颗粒、五苓散等；湿热内侵证患儿可选用清开灵颗粒、四妙散、金钱草片、尿清舒颗粒、三清片等；阴虚邪恋证患儿可选用知柏地黄丸、二至丸、大补阴丸等；气虚邪恋证患儿可选用参苓白术散、补中益气丸、参芪地黄丸等。具体用药请在中医儿科医生指导下使用。

2. 药膳防病

（1）茅根赤豆粥：白茅根 50g，赤豆 30g，大米 100g。将白茅根入锅加适量的清水煎煮取汁，然后用此药汁同赤豆、大米一起煮粥，米熟即成。此方可每日吃 1 剂，分两次服用。此方具有健脾、利湿、消肿的功效，尤其适合有心烦口渴、血尿等症状的急性肾炎患者食用。

（2）白术苡仁粥：白术 10g，薏苡仁 30g，大枣 5 枚，大米 100g。将白术入锅加适量的清水煎煮取汁，然后用此药汁同薏苡仁、大枣、大米一起煮粥，米熟即成。此方可每日吃 1 剂，分两次服用。此方具有健脾化湿的功效，尤其适合有全身水肿、身体困重、胸闷纳呆等症状的急性肾炎患者食用。

（3）玉米须车前草粥：玉米须、车前草各 10g，大枣 10 枚，大米 100g。将玉米须和车前草一起入锅加适量的清水煎煮取汁，再用此药汁同大米、大枣一起煮粥，米熟即成。此方可每日吃 1 剂，分两次服用。此方具有清热利湿的功效，尤其适合有肢体水肿、尿少色黄、口苦口黏、大便干结或黏滞不爽等症状的急性肾炎患者食用。

（4）生地茅根粥：生地15g，白茅根30g，大枣10枚，大米100g。将生地和白茅根一起入锅加适量的清水煎煮取汁，再用此药汁同大米、大枣一起煮粥，米熟即成。此方可每日吃1剂，分两次服用。具有清热泻火、凉血止血的功效，尤其适合有心烦口渴、血尿的急性肾炎患者食用。

（5）小蓟车前草粥：小蓟15g，车前草30g，大枣10枚，大米50g。将小蓟和车前草一起入锅加适量的清水煎煮取汁，再用此药汁同大米、大枣一起煮粥，米熟即成。每日吃1剂，分两次服用。此方具有清热泻火、利尿止血的功效，尤其适合有血尿、心烦口渴、腰酸腿痛等症状的急性肾炎患者食用。

3. 其他方法

（1）耳针法：耳穴取肺、肾、脾、膀胱、交感、肾上腺、内分泌、屏间、脑、腹。每次选2～3穴，轻刺激，刺后可埋针4小时，1日1次或隔日1次，两耳轮换使用，10次为1个疗程。

（2）中药外洗：若合并四肢局部感染者，可局部用药外洗，以防加重该病，具体药物组成如下：大黄15g，黄柏10g，苦参10g，白鲜皮10g，地肤子10g，木槿皮20g，白矾10g。煎取药液洗浴，每日2次，每次约20～30分钟，5日为一个疗程。

（五）调养护理

1. 日常饮食调养

急性期肾炎患儿，主要表现为风水相搏型及湿热内侵型患儿，饮食宜清淡而富于营养、低脂肪、高纤维素，忌厚味油腻、咸食。针对疾病后期主要表现为气虚或阴虚邪恋的患儿，调养时多进补益肾气或滋阴之物，以健脾化湿、滋阴补肾，调节机体阴阳平衡，提高卫外能力。

2. 生活起居调护

日常生活中应注意气候的寒暖，严防外邪复感，为此必须做好生活起居护理，嘱患儿合理作息，注意劳逸结合，避免疲劳，以防过劳伤肾，致使肾气受损，并注意勿让患儿汗出过度，以免伤津耗液，损伤元气。急性期应注意使其静息休养，勿劳累，避免一切不良刺激，直到症状消失。督促患儿早晚及饭后认真漱口，保持口腔及皮肤清洁，以防继发感染。

3. 情志兴致调节

该病病情表现不一，患儿及家属多伴有忧郁、焦虑情绪，甚至悲观失望，导致病情恶化。该病一般预后良好，家属及患儿要保持平常心对待，如病情突变，应及时就医。

九、过敏性紫癜

过敏性紫癜又称亨 - 舒综合征，是一种以小血管炎为主要病变的全身性血管炎综合征。以皮肤紫癜、关节肿痛、腹痛、便血及血尿和蛋白尿为主要表现。各年龄均可发病，2～8岁小儿最为常见，男孩发病率高于女孩。一年四季均可发病，以春秋两季多见。本病病因仍未完全阐明，主要涉及感染、疫苗接种、食物和药物过敏等因素，此外免疫紊乱、遗传等因素也与该病的发生有关。

（一）疾病特点

多为急性起病，起病前 1～3 周多有上呼吸道感染病史，常以皮肤紫癜为道发症状，一般在 1～4 周内渐呈现一组典型的临床综合征。主要症状和体征特点有：

1. 皮肤紫癜

常为首发症状，多见于下肢和臀部，以下肢伸面为多，对称分布，部分累及上肢、躯干，面部少见。典型皮疹初为紫红色斑丘疹，高出皮肤，压之不退色，继而呈棕褐色而消退。少数重症患儿紫癜可融合成大疱伴出血性坏死。皮疹可以分批出现，一般4～6周消退，不留痕迹。也可迁延数月，反复发作。

2. 消化道症状

约2/3患儿出现反复脐周或下腹部的阵发性绞痛，可伴呕吐或便血，少数可发生肠套叠、肠梗阻、肠穿孔及出血性小肠炎，需要及时到医院就诊。

3. 关节症状

约1/3患儿累及膝、踝、肘、腕等大关节肿胀，伴有活动受限，呈游走性、对称性，常反复发作。

4. 肾脏症状

约1/3～2/3患儿有肾脏损害的表现，多于起病1个月内，一般不超过6个月。症状轻重不一，以血尿、蛋白尿为主，少数有浮肿、高血压。少数患儿可逐步发展为慢性肾炎和肾衰竭。

5. 其他

偶有发生颅内出血，导致失语、瘫痪、昏迷、惊厥，以及肢体麻痹。偶尔累及循环系统，发生心肌炎和心包炎，累及呼吸系统发生喉头水肿、哮喘、肺出血等。

（二）病证辨识

1.风热伤络证

起病急骤，紫癜见于下半身，以下肢和臀部多见，呈对称性，颜色鲜红，呈丘疹或红斑，大小形态不一，可融合成片，或有痒感，伴发热、微恶风寒，咳嗽咽红，舌质红，苔薄黄，脉浮数。

2.血热妄行证

起病急骤，壮热面赤，咽干，心烦，渴喜冷饮，皮肤瘀斑瘀点密集或成片，或伴关节肿痛，或腹痛，便血尿血，大便干燥，舌红绛，苔黄燥，脉弦数。

3.湿热痹阻证

皮肤紫癜多见于关节周围，尤以膝关节为主，关节肿胀灼痛，屈伸不利，少数可有腹痛、尿血，舌质红，苔黄腻，脉滑数。

4.气虚血瘀证

起病缓慢，病程迁延，紫癜反复出现，瘀斑、瘀点颜色淡紫，面色少华，神疲乏力，食欲不振，舌边尖有瘀点瘀斑，苔薄白，脉细弱。

5.阴虚火旺证

紫癜时发时止，可伴五心烦热，潮热盗汗，尿血，便血，舌质红，少苔，脉细数。

（三）防病要点

1. 避免接触过敏原

尽可能避免接触过敏原是本病治疗与预防复发的关键，详细内容可参照过敏性鼻炎。

2. 控制和预防感染

对过敏性紫癜的患儿，应与感染者隔离，尽量减少人员接触，在有明确的感染或感染灶时，选用敏感抗生素，但应避免盲目地预防性使用抗生素，并在医生指导下用药。

3. 注意饮食清淡

发病期间，饮食宜清淡，少食生葱、生蒜、辣椒等刺激性食品。忌食过敏性食物，如海鲜等。

小贴士

过敏性紫癜患儿应保护好消化道

过敏性紫癜近期预后与消化道症状有关，胃肠道症状发生率50～75%，包括轻度腹痛或呕吐，但有时剧烈腹痛，偶有大量出血、肠梗阻及肠穿孔，这些严重的并发症可威胁患儿生命，应及时就医治疗。出现胃肠道症状患儿应禁食72小时，再逐渐予易消化流质、半流质饮食，主要以水、粥加盐少量食用；进食流质、半流质2天后，无消化道症状及腹部不适，方可进食适量软饭、面条、馒头。饮食开始加入蔬菜泥，先添加以菜叶为主的青菜泥少许，2天内病情无反复，再添加另一种蔬菜，每次增加蔬菜或水果应从少量1种开始，若无不适，再逐渐添加。

4. 适当锻炼，增强体质，稳定病情，促进恢复

（四）防病方法

1. 辨证防病

风热伤络证患儿可选用羚羊角感冒胶囊、银翘解毒合剂、小儿感冒颗粒等；血热妄行证患儿可选用清开灵胶囊、片仔癀胶囊、新癀片等；气虚血瘀证患儿可选用归脾丸、八珍颗粒、云南白药胶囊等；湿热痹阻证患儿可选择四妙丸、风痛安胶囊等；阴虚火旺证患儿可选用大补阴丸、知柏地黄丸、左归丸等。具体用药请在中医儿科医生指导下使用。

2. 药膳防病

（1）金银花薄荷粥：金银花 5g，薄荷 5g，芦根 10g，白茅根 15g，洗净置入砂锅，加水适量，煎煮 15 分钟，去渣留汁备用。小米 30g 淘净煮粥，熟时兑入药汁调匀，加冰糖略煮即成。具有疏散风热，清热解毒之功，适用于紫癜属风热伤络证患儿。

（2）白茅根地黄粥：白茅根（鲜品）100g，鲜地黄 20g，洗净入锅，加水适量，煎煮 30 分钟后去渣取汁备用。用药汁加入淘洗的粳米 30g 煮粥，粥成时入冰糖调味即可。具有清热解毒，凉血止血功效，适用于紫癜属血热妄行证者。

（3）绿豆苡仁粥：绿豆 50g，薏苡仁 30g，淘净入砂锅内，注入清水适量，置武火上煮沸后改文火熬，待烂熟成粥。有清热解毒，凉血止血之功，适用于紫癜属血热或热毒内蕴所致者。

（4）红枣扁豆粥：红枣 500g，扁豆 300g，糯米 30g。淘洗干净后，共入砂锅中，加水适量，武火煮开后改文火熬，待枣烂米熟即可出。有健脾益气摄血功效，用于紫癜证属气不摄血证患儿。

（五）调养护理

1.日常饮食调养

过敏性紫癜患儿可根据体质证型进行饮食调养。风热伤络证患儿可适当多饮清热凉血之品，如金银花、薄荷、芦根等，煎汤带水饮，若患儿脾胃虚寒者，平日易腹泻可适当加入三片生姜，调和药性；血热妄行证儿童多食清热解毒凉血之品，如冬瓜、萝卜、苦瓜、藕、银耳、百合、黑芝麻、绿豆等，不宜食用辛温燥热发性食物，如牛肉、羊肉、韭菜等；气虚血瘀证儿童可选用补益气血，佐以凉血活血之品，如西红柿、菠萝、葡萄、大枣、荔枝、白扁豆、红豆、黑木耳、桂圆肉、莲子、花生、松子、蜂蜜、香菇等食品；湿热痹阻证患儿可选用清热利湿之品，如薏苡仁、莲子、黑豆、绿豆、山药等食物，不宜食用辛热肥甘之品；阴虚火旺证患儿可适当食用滋阴清热之品，如鲜藕、甘蔗、梨、荸荠、枸杞、生地黄等食物。

2.生活起居调护

可参照过敏性鼻炎内容。要注意卧床休息，避免过度活动。

3.情志兴致调节

过敏性紫癜患儿，特别是反复发作经常住院治疗的患儿，由于长期想吃的不能吃，想玩的不能玩，再加上皮肤反复出现紫癜样皮疹，甚至影响到学习过程，很容易让孩子产生消极、烦躁、焦虑、自卑、惊恐等不良情绪。患儿家长要与患儿多交流，及时发现并想办法采取各种措施消除患儿的不良情绪。可以通过陪孩子玩耍、看动画片、阅读儿童书籍、做小游戏来调整情绪，加以鼓励安慰，保持患儿心情愉快，培养患儿积极乐观的心态。

小贴士

过敏性紫癜的预后

过敏性紫癜是自限性疾病，多在 8 周内痊愈，但是一年内复发率大约为 30%～40%。儿童肾脏损害 85% 发生在病程 4 周内，91% 发生在病程 6 周内，97% 发生在 6 个月内。因此，建议对尿液正常的儿童至少随访半年，若 6 个月后尿液检查仍异常者，需要继续随访 3～5 年。

十、细菌性痢疾

细菌性痢疾是儿科夏、秋季节最常见的肠道传染病之一，主要由痢疾杆菌引起，主要表现为腹痛、腹泻、里急后重和排粘液脓血便，常伴有发热及全身毒血症状。本病主要是经粪、口途径传播。

（一）疾病特点

1. 急性菌痢

（1）普通型：起病急，畏寒高热，体温可达 39℃，初期有恶心、呕吐，继而出现阵发性腹痛、腹泻。病程一般为 1～2 周，多数可自行恢复，少数转为慢性。

（2）轻型：全身毒血症状轻微，肠道症状较轻，3～7 天痊愈。

（3）重型：起病急，腹痛、腹泻、里急后重明显。

（4）中毒型：多见于 2～7 岁儿童，起病急骤，高热，体温高达 40℃以上，病势凶险，迅速出现呼吸和循环衰竭。临床有严重毒血症状、休克和中毒症状。

2.慢性菌痢

（1）慢性迁延型：急性菌痢发作后，迁延不愈，长期腹泻导致营养不良、贫血、乏力等。

（2）急性发作型：有慢性痢疾病史，出现急性菌痢表现，发热常不明显。

（3）慢性隐匿型：有急性菌痢史，无明显临床症状，粪便培养可检出志贺菌。慢性菌痢的慢性迁延型、慢性隐匿型和急性菌痢的轻型、普通型可根据中医治未病的理论进行干预，做到未病先防。慢性菌痢的急性发作和急性菌痢的重型和中毒型应及时到医院就诊，在医师指导下进行合理治疗。

（二）病证辨识

1.阴虚湿热证

下痢赤白脓血或鲜血黏稠、脐腹灼痛、虚坐努责、食少、心烦口干、舌质红绛、少苔或舌光红乏津。

2.脾肾阳虚证

下痢稀薄带有白冻，甚至滑脱不禁或腹部隐痛、食少神疲、四肢不温、腰酸怕冷、滑脱不禁。

3.正虚邪恋证

下痢时发时止、时久难愈、饮食减少、倦怠怯冷、嗜卧、临厕腹痛里急、大便夹有黏液或见赤色、舌质淡苔腻。

4.湿热蕴结证

腹部疼痛，里急后重，痢下赤白脓血，黏稠如胶冻，腥臭，肛门灼热，小便短赤，舌苔黄腻。

（三）防病要点

1. 避免接触传染源

小儿慢性菌痢虽较少，但多数不典型，不易被人发现，容易在集体中诱发流行。儿童应避免去公共场所或减少与病人和带菌者的亲密接触，以防接触传染源。

2. 切断传播途径

早期发现病人和带菌者及时隔离和彻底治疗是控制细菌性痢疾的重要措施，可采取以下预防措施：加强小儿卫生管理，做到饭前便后要洗手；加强饮食卫生，不吃变质食物，生吃瓜果要洗净，食物存放要加罩；改善饮水卫生，坚决不喝生水；加强粪便管理，严格消毒；加强环境卫生，定期消灭苍蝇、蚊子、老鼠、蟑螂。

3. 保护易感儿童

在痢疾流行期间，易感儿童可口服痢疾减毒活疫苗以提高机体免疫力。对密切接触病人的易感儿童，可服用板蓝根等清热解毒中药。

（四）防病方法

1. 辨证防病

痢疾患儿可根据中医病证辨识口服中药进行预防。阴虚湿热证患儿可选用痢必灵片；脾肾阳虚证患儿可选用附子理中丸；正虚邪恋证患儿可选用泻痢固肠丸；湿热蕴结证患儿可选用木香槟榔丸、肠炎宁，具体用药请在中医儿科医师指导下使用。

（1）附子粥：制附子 5g，干姜 3g，粳米 100g，葱白二支，红糖 10g。将附片、干姜研末与粳米同煮成粥，加入葱白，以文火缓煎 1 小时，入红糖即可，连服 7 日。具有健脾温肾作用，用于脾肾阳虚证患儿的预防。

（2）石榴果皮：石榴果皮 15g 水煎，加红糖适量，日服 2 次，连服 2 周。具有涩肠止泻作用，用于正虚邪恋证患儿的预防。

（3）薏米绿豆粥：生薏苡仁 50g，绿豆 50g，大米 100g。将薏苡仁、绿豆洗净后放锅内加水先煮，欲烂时加入淘洗干净的大米，一同煮为稀粥，日服 2 次，连服 7 日。具有清热祛湿作用，用于湿热蕴结证患儿的预防。

（4）马齿苋粥：新鲜马齿苋 60g（干品 30g），粳米 100g。将鲜马齿苋洗净切碎，同粳米煮粥，日服 2 次，连服 7 日。具有清热祛湿作用，用于湿热蕴结证患儿的预防。

3.其他方法

（1）艾灸法：艾灸神阙穴治疗本病，隔日 1 次，每次 15～20 分钟，疗程为 7～10 次。有清热除湿、理气导滞、固本补虚、平复阴阳的作用，在好发季节前做预防性治疗。

（2）局部灌肠法：用中药黄连、黄柏、白头翁、大黄等煎成 100mL，保留灌肠，适用于慢性细菌性痢疾，建议在医护人员指导下操作。

（五）调养护理

慢性菌痢患儿可根据病证辨识进行饮食调理。阴虚湿热证儿童，多食滋阴清热食物，如牛奶、芝麻、糯米、绿豆、海参、鸭肉、猪皮、豆腐、甘蔗、银耳、蔬菜、水果等，每天需保证足量蔬菜及水果。慎食或忌食辛辣、香燥之品；脾肾阳虚证儿童，可多食温阳的食物，如羊肉、鸡肉、鱼肉、虾、刀豆、核桃、栗子、韭菜等。少食或忌食生冷寒凉、滋腻之品，即使盛夏也不可过食寒凉之品，可服用一些具有健脾益气作用的食物；湿热蕴结证儿童，可多食清热利湿的食物，如绿豆、红豆、扁豆、薏苡仁、黄瓜、苦瓜、玉米、冬瓜、洋葱、鲫鱼、马齿苋、茅根、荷叶等。

小贴士

小儿夏季为何易患消化道疾病

（1）夏季天气炎热，细菌繁殖生长快，食物搁置后极易被污染，若小儿误食，便会引发严重的胃肠道疾病。

（2）小儿夏天衣着单薄，行动方便，好奇心让他们喜欢四处抓挠，细菌便在不知不觉中通过污染的手带入胃肠道，从而引发胃肠道疾病。

（3）夏季昼长夜短，睡眠时间减少；天气炎热导致食欲下降，进食量相应的减少，且多吃清淡类食物，引起蛋白质摄入不够导致抵抗力下降。

（4）小儿处于生长发育阶段，所需的营养物质全部由消化道吸收，胃肠道负担较重，极易产生脾胃功能紊乱。

（5）小儿消化道发育不完善，胃酸和消化酶分泌较少，消化酶活性较低，对食物消化能力较差，不能适应食物质和量的较大变化。

十一、麻　疹

麻疹是感受麻疹时邪（麻疹病毒）引起的一种急性出疹性传染病，因疹点如芝麻大小，故名"麻疹"。主要以发热、上呼吸道感染、结膜炎、口腔麻疹黏膜斑及皮肤特殊性斑丘疹、疹退后遗留色素沉着伴糠麸样脱屑为特征。麻疹是通过呼吸道飞沫途径传播，患者是唯一传染源。本病一年四季均可发生，以冬、春季节为主，主要集中在学龄前儿童。若能及时治疗，合理调护，则预后良好，获得终身免疫；若出现重症可能危及生命。

（一）疾病特点

典型的临床症状可分三期。

前驱期：身热渐升，常有微汗、咳嗽、喷嚏、泪水汪汪、羞明畏光、口腔黏膜斑。

出疹期：发热3天后，时邪由表入里，热蕴肺脾，进入出疹期，体温升高达39～40℃左右，烦躁不宁，咳嗽有痰，皮疹先见于耳后、发际、渐次延及头面、颈部，而后迅速蔓延至躯干、上肢、下肢，最后在手心、脚心及鼻尖部见疹点，疹点色泽红活，皮疹分布均匀，多数在3天内透发完毕。

恢复期：皮疹按出疹顺序依次消退，体温逐渐恢复正常，咳嗽减轻，精神转佳，胃纳增加，皮肤留有糠麸状脱屑及棕色色素沉着。

在发病过程中可合并麻疹后支气管肺炎、喉炎、心肌炎、脑炎等严重并发症。故在麻疹流行期间未发病者可根据中医治未病的理论进行干预，做到未病先防。出现前驱期症状应立即到医院就诊，在医师指导下进行合理治疗。

（二）病证辨识

1. 邪犯肺卫证（疹前期）

发热咳嗽，微恶风寒，喷嚏流涕，两目红赤，泪水汪汪，怕光，咽喉肿痛，倦怠乏力，口干，纳减，小便短黄，大便不调，发热第2～3天口腔两颊黏膜贴近第一臼齿处可见麻疹黏膜斑，周围绕以红晕；舌质偏红，苔薄白或薄黄。

2. 邪入肺脾证（出疹期）

高烧持续，起伏如潮，口渴欲饮，烦躁不安，目赤眵多，皮疹发布，疹点由细小稀少而逐渐稠密，疹色先红后暗，稍觉凸起，触之碍手，压之退色，大便干结，小便短少，舌质红赤，舌苔黄腻。

3.阴津耗伤证（恢复期）

常见麻疹出齐后发热渐退，咳嗽渐减，声音稍哑，胃纳增加，夜睡安静，皮疹依次渐回，皮肤可见糠麸样脱屑，并有色素沉着，舌红少津，舌苔薄净。

4.麻毒闭肺证

高热不退，咳嗽气促，喉间痰鸣，鼻翼扇动，口渴烦躁，面色青灰，皮疹稠密，疹色紫暗，大便秘结，小便短赤，舌质红赤，舌苔黄腻。

5.邪毒攻喉证

咽喉肿痛，声音嘶哑，咳声重浊，声如犬吠，或饮水呛咳，吞咽不利，甚则吸气困难，面唇紫绀，烦躁不安，舌质红赤，舌苔黄腻。

6.邪陷心肝证

高热不退，烦躁谵妄，皮疹稠密，聚集成片，色泽紫暗，甚至神昏、抽搐，舌质红绛，苔黄起刺。

（三）防病要点

麻疹的预防主要在于控制传染源、切断传播途径、保护易感人群。

1.控制传染源

对麻疹患儿要做到早发现、早报告、早隔离、早治疗。一般隔离至出疹后 5 天，并发肺炎者延长至 10 天。对接触麻疹的易感儿应隔离检疫 3 周，并给予被动免疫。

2. 切断传播途径

流行期间易感儿童避免到人群密集的场所。患儿停留的房间要通气、消毒，患儿的衣物应在阳光下暴晒。无并发症的轻症患儿可在家中隔离，以减少传播和继发院内感染。

3. 主动免疫

采用麻疹减毒活疫苗预防接种。我国儿童计划免疫规定出生 8 个月为麻疹疫苗的初种年龄，7 岁要完成第 2 次接种。此外，根据麻疹流行病学情况，应在一定范围、短时间内对高发人群强化免疫接种。

4. 被动免疫

接触麻疹后 5 天内立即给予免疫血清球蛋白可预防发病，注意被动免疫仅可维持 3～8 周。

（四）防病方法

1. 辨证防病

邪犯肺卫证患儿可选用银翘解毒片或板蓝根颗粒；邪入肺脾证患儿可选用抗病毒口服液；阴津耗伤证患儿可选用生脉饮；麻毒闭肺证、邪毒攻喉证患儿可选用小儿羚羊散；邪陷心肝证患儿可选用安宫牛黄丸。具体用药请在中医儿科医师指导下使用。

2. 药膳防病

（1）绿豆汤：将绿豆100g煮开，加白糖适量即可，日服 2 次，连服数日。具有清热解毒功效，用于邪犯肺卫证患儿的预防。

（2）竹笋粥：将竹笋50g切丝，与大米100g同煮成粥，日服 2 次，一周服用2～3次。具有宣散透疹作用，用于邪入肺脾、疹出不畅证患儿的预防。

（3）百合莲子粥：百合30g，莲子30g，大米100g，同煮成粥，日服2次，连服7日。具有养阴生津作用，用于阴津耗伤证患儿的预防。

（4）荸荠萝卜汁：鲜荸荠10个，鲜萝卜汁500g，白糖适量。将鲜荸荠削皮与鲜萝卜汁一同煮开，加白糖适量，空腹温热服，日服2次，连服7日。具有生津止渴作用，用于阴津耗伤证患儿的预防。

3. 其他方法

（1）易感者接种麻疹疫苗是行之有效的方法。

（2）体质虚弱者，可遵医嘱服用增强免疫力药物，如玉屏风颗粒、匹多莫德、脾安肽等。

（3）中药代茶饮方：金银花3g，板蓝根5g，太子参3g，山楂3g，以上为1付剂量。在疾病流行期间，每日1付，煎汤代茶饮，连服3～5天。

（4）药浴：浮萍、苏叶、芫荽各15g，西河柳30g，煎汤外洗全身。

（五）调养护理

1. 起居护理

麻疹患儿需要静养，卧床休息。室内要常通风，温度要适宜，保持在25～28℃，光线柔和，避免强光刺激。

2. 症状护理

（1）发热：注意体温监测，低于38.5℃时可采用物理降温方法，体温超过38.5℃可合理应用药物退热，常用布洛芬和对乙酰氨基酚，并注意及时补充水分。

（2）皮疹：保持皮肤清洁，穿着宽大柔软的棉质衣服，汗出湿身时要及时更换衣物，床单整洁干净，以减少对皮肤的刺激。

（3）五官：眼睛有分泌物时要及时用生理盐水或温水洗净眼部，白天使用抗生素滴眼液点双眼，睡前用金霉素眼膏外涂。鼻腔有分泌物者，注意擤出，若结成痂可用棉签蘸生理盐水轻轻拭除，鼻黏膜充血糜烂时可涂以抗生素软膏。餐后漱口，口腔溃疡处可搽西瓜霜、冰硼散、开喉剑等。

3. 饮食护理

疾病期间饮食要清淡易消化。一是多食用新鲜果蔬；二是合理增加优质蛋白摄取，少食肥甘厚腻之品；三是食物温度适宜；四是多饮水，既可补充体液，又有利于体内代谢废物的排泄。

十二、风　疹

风疹，又名风痧，是由风疹病毒引起的急性传染病，以发热、皮疹及耳后、枕后、颈部淋巴结肿大和全身症状轻微为特征。一年四季均可发生，春季发病率最高。患者是唯一的传染源，主要通过呼吸道飞沫传播，5 岁以下小儿多见，可在幼托机构发生流行。

（一）疾病特点

潜伏期：长短不一，一般为 14～21 天。

前驱期：多为 1～2 天，有低热或中度发热，伴有轻咳，咽痛、流涕，或轻度呕吐、腹泻等。耳后、枕后、颈部淋巴结肿大，单个分散，有轻度压痛。

出疹期：多数患儿发热 1～2 天后出疹，皮疹呈多形性，多为散在淡红色斑丘疹，也可呈大片皮肤发红或针尖状猩红热样皮疹。先见于面部，迅速到面部、颈部、躯干部及四肢，24 小时内波及全身，一般历时 3 天，疹退后无脱屑或留有细小糠麸样脱屑，但无色素沉着。故有人称风疹，一日似麻疹，二日似猩红热，三日即退疹，或称"三日麻疹"。

（二）病证辨识

1. 邪犯卫表证

恶风发热，体温不高，鼻塞流涕，轻微咳嗽，疲惫，不欲饮食，皮疹先起于头面及躯干，随后遍布四肢，分布均匀，疹点稀疏细小，色淡红，皮肤轻度瘙痒，一般2～3日逐渐消退，舌质红，苔薄白或薄黄。

2. 邪热入营证

高热口渴，烦躁易哭闹，皮疹色较红，疹点稠密，可融合成片，遇热加重且痒剧，遇冷出少且痒轻，小便量少色黄，便结，舌质红苔黄糙。

（三）防病要点

1. 控制传染源

对风疹患儿要做到早发现、早报告、早隔离、早治疗。一般可在家里隔离至出疹后5天。患儿停留的房间要通风、消毒，患者的衣物应在阳光下暴晒。

2. 切断传播途径

患儿及隐性感染和先天性风疹患者是本病的传染源，通过呼吸道飞沫、接触及新生儿宫内感染传播。因此，流行期间易感儿童避免到人群密集的场所，避免接触风疹患儿。孕妇在妊娠3个月内应避免与风疹患儿接触，若有接触史者可于接触5天内注射丙种球蛋白，可减轻症状或防止发病。

3. 疫苗接种

儿童及易感育龄妇女可接种风疹减毒活疫苗，对已确诊为风疹的早期孕妇应考虑终止妊娠。

（四）防病方法

1. 辨证防病

邪犯卫表证患儿可选用板蓝根冲剂；邪热入营证患儿可选用清开灵口服液。在中医儿科医生指导下用药。

2. 药膳防病

（1）凉拌生地藕节：藕节1个洗净切丝，新鲜生地叶适量，开水焯后，调入盐和麻油，日服1次，连服数日。有清热凉血作用，用于邪热入营证患儿的预防。

（2）荷叶竹叶粥：竹叶9g，荷叶15g，加入适量水煎煮，滤渣取汁，加入粳米同煮成糊粥，日服1次，连服数日。具有清热解毒功效，用于邪犯卫表证患儿的预防。

（3）三草汤：芦根10g，紫草6g，灯心草15g，水煎服，代茶饮之，日服1次，连服数日。具有清热凉血功效，用于邪热入营证患儿的预防。

3. 其他方法

（1）白矾药浴：食盐、白矾各15g水煎后待水温冷却至40℃，药浴。

（2）止痒药浴：浮萍、地肤子、荆芥穗各30g，将诸药用纱布袋装好，加水煎煮，取药液倒入盆内，用毛巾蘸药水温洗患处，每日1次，每次15～20分钟，痊愈为止。用于皮肤瘙痒患儿。

（3）清凉止痒油：茶油或麻油50g，煮沸后稍冷加入薄荷叶30g，紫草 30g，冰片 15g，浸泡过夜，完全冷却后过滤去渣，倒入清洁容器密封，可冷藏于冰箱 4℃。外涂皮肤瘙痒处，有止痒作用。

（五）调养护理

1. 患儿要卧床休息，保持室内适宜的温度和湿度。

2. 饮食以富含营养和容易消化为主，不宜食辛辣煎炸的食物，要补充足够的水分。

3. 皮肤瘙痒者不要用手骚抓，避免皮肤破损，导致感染。衣服要宽松，宜穿纯棉衣物。

小贴士

风疹常识五问

（1）小儿出风疹了怎么办？

首先是隔离小朋友，及时就医，不宜去幼儿园和人多密集的地方，然后注意调护，高热时要对症处理。

（2）治疗风疹能不能吃抗生素？

风疹是由风疹病毒感染引起的，抗生素是无效的。很遗憾现在药物在抗病毒方面没有特效药物，在没有明确细菌感染前，家长不宜给孩子使用抗生素，以免造成抗生素耐药。

（3）小时候得过风疹，长大了还会得吗？

患本病后可获终身免疫，如果年幼时得过风疹，长大后不会再得本病。

（4）风疹有什么危害？

一般来说风疹病情较其他出疹性疾病轻，临床上较少出现重症和并发症，恢复较快，有"皮肤小疾"之称。

（5）孕妇患风疹对胎儿有何影响？

孕妇在妊娠 3 个月内患风疹，胎儿出生后容易患有各种先天缺陷或畸形，如生长发育迟缓、先天性心脏病、白内障、小眼睛、视网膜病、耳聋等，称之为"先天性风疹综合征"。

十三、幼儿急疹

幼儿急疹是婴幼儿时期常见的急性出疹性传染病，多由人类疱疹病毒6型（或7型）感染而发病。因其皮疹形似麻疹，色如玫瑰，又有"奶麻""婴儿玫瑰疹"之称。一年四季以冬春两季发病最高，多集中在6～18个月婴幼儿，3岁后少见。无症状成人所排出的唾液中含有的病毒可能是本病的传染源，经呼吸道飞沫传播。

（一）疾病特点

幼儿急疹起病骤然，绝大部分婴幼儿突发高热，体温波动在39～40℃（最高可达41℃）之间，全身症状（如眼睑水肿、前囟隆起、咳嗽、鼻塞、流涕、腹泻、淋巴结肿大等）轻微或基本没有。发热持续3～5天左右体温突然下降，随即出现玫瑰红色小丘疹。皮疹大小不等，直径约为2～3毫米，多分布在躯干、腰部和臀部，少部分出现在面部及肘膝关节处，出疹时间较短，1～2天后即可消退，疹退后无脱屑及色素沉着斑。患儿病愈后可获得持久的免疫力，很少再出现第二次发病，由于婴幼儿活动范围较小，本病一般不致流行。

（二）病证辨识

1. 邪郁肌表证

突然高热，持续3～5天，神情正常或稍有烦躁，饮食减少，偶有囟填（指囟门胀满或隆起如堆，多见于发热和惊厥的患儿），或见抽风，咽红，舌质偏红，舌苔薄黄。

2. 热透肌肤证

身热已退，肌肤出现玫瑰红色小丘疹，皮疹始见于躯干部，很快延及全身，1～2天后消退，肤无痒感，或有口干、纳差，舌质偏红，苔薄少津，指纹淡紫。

（三）防病要点

幼儿急疹的预防最关键在于避免婴幼儿到空气中细菌和病毒密度较高的公共场所，饮食应规律、营养搭配应丰富合理。

1. 避风寒

冬、春两季时妈妈们需要特别注意宝宝的防寒保暖工作，添减衣物要精准。在幼儿园、游乐园等婴幼儿集中地，发现可疑患儿应隔离观察7～10天，隔离患儿至出疹后5天。

2. 慎起居

婴幼儿患病期间要安静休息，适当补充水分。冬、春的寒冷会让许多的家长们紧闭家中的门窗，特别是有开暖气的房屋，容易滋生细菌、病毒等。因此，在冬、春季节要勤开窗户，保证室内空气流通、新鲜。此外，居家环境的舒适干净及营养丰富的饮食对婴幼儿来说也是不可或缺的。

（四）防病方法

1. 辨证防病

幼儿急疹患儿，平素可依据中医病证辨识进行中药内服。邪郁肌表证患儿可选用银黄口服液、银翘解毒片等；热透肌肤证患儿可选用小儿紫草丸。具体用药请在中医儿科医生指导下使用。

2. 药膳防病

（1）金银花粥：将金银花 9g 加水煎汁，去药渣后加入粳米 50g 煮成稀粥，日服 1～2 次，连服 2～3 日。具有疏风散热解毒作用，用于邪郁肌表证患儿的预防。

（2）蝉蜕粥：将蝉蜕 5g 研磨为细粉，同粳米 50g 煮成稀粥，日服 1～2 次，连服 2～3 日。具有散热透疹，息风止痉功效，用于邪郁肌表证患儿的预防。

3. 其他防病方法

（1）艾灸法：取大椎、曲池、合谷、足三里，隔日 1 次。在好发季节前做预防性治疗。

（2）推拿法：清肺金，揉小天心，清天河水，推板门，分阴阳退六腑，捏大椎，按揉曲池、合谷，每日 1～2 次，持续 2～3 日。

（五）调养护理

1. 襁褓衣着护理

幼儿急疹发病时节正值冬、春季节，此时气候寒冷，要重视宝宝的头部、腹部、足部的保暖，要及时添减衣物，以四肢温暖微汗出为宜。要避风寒，预防感冒。

2. 日常饮食调养

饮食宜清淡，容易消化，忌辛辣油腻之品，要适量补充水分，并根据患儿病证辨识进行饮食调理。

（1）邪郁肌表证患儿，在食材上选择清热生津的食品，宜多食绿豆、薏苡仁、扁豆、白萝卜、胡萝卜、豆腐、黄瓜、菱角、芹菜、金针菜等。

避免进食厚实肥甘损伤脾胃以及辛辣发散之物。

（2）毒透肌肤证患儿，可多清热解肌之品，如莲藕、藕粉、梨、荸荠、木耳、黄鳝、糯米、荠菜、香蕉、芹菜、马铃薯、芝麻、桃仁、海蜇、玉米须、芒果、竹叶等，每天需保证蔬菜及水果的摄入。

3. 生活起居调护

要勤开窗户，流通空气，保持室内空气新鲜。对持续高热患儿可做物理降温，体温超过 38.5℃时可以应用退热药物，防止高热惊厥的发生。保持皮肤的清洁干净、及时擦去皮表汗渍。

十四、猩红热

猩红热是感受 A 族 β 型溶血性链球菌引起的急性呼吸道传染病，主要表现为发热、咽喉肿痛或伴腐烂、全身弥漫性红色皮疹、疹后脱屑脱皮等。本病一年四季都可发生，以冬、春两季为多，各年龄均可发病，以 3～7 岁儿童多见。患者和带菌者是主要的传染源，正常人的鼻咽部、皮肤均可带菌。主要通过空气飞沫传播，经皮肤伤口或产道侵入而感染的为外科猩红热或产科猩红热。一般预后良好，少数患儿 2～3 周可引起风湿热、急性肾小球肾炎等并发症。

（一）疾病特点

潜伏期：一般 1～7 天，外科型 1～2 天。临床表现轻重差别较大。

前驱期：一般不超过 24 小时。起病急，高热，畏寒，咽红肿痛，伴头痛，呕吐，食欲差，精神不振。

出疹期：多在发热 24 小时内出疹，1 天出齐。皮疹始于耳后、颈及上胸部，而后蔓延至全身。特点是疹子细小密集，猩红一片。疹间皮肤潮红，用手按压时红色可暂时消退数秒钟，出现苍白的手印，面颊部潮红无皮疹，而口鼻周围皮肤苍白，形成"口周苍白圈"。在皮肤皱褶的腋窝、肘窝、腹股沟等处，皮疹色深红，可密集成深红色横纹线状的"帕氏线"。咽及扁桃体显著充血，可有脓性分泌物。舌红少苔，可见"杨梅"样舌。

恢复期：热退，皮疹按出疹顺序消退后脱皮，脱屑程度与皮疹轻重有关，轻者呈糠屑样，重者则大片脱皮。一般2～4周脱尽，不留色素沉着。

（二）病证辨识

1. 邪侵肺卫证

发热骤起，头痛畏寒，肌肤无汗，咽喉红肿疼痛，常影响吞咽，皮肤潮红，痧疹隐隐，舌红苔薄，脉浮有力。

2. 毒炽气营证

壮热不解，烦躁口渴，咽喉肿痛，伴有糜烂白腐，皮疹密布，色红如丹，甚则色紫如瘀点。疹由颈、胸开始，继而弥漫全身，压之退色，见疹后的1～2天舌苔黄糙、舌质起红刺，3～4天后舌苔剥脱，舌面光红起刺，状如草莓。脉数有力。

3. 疹后阴伤证

丹痧布齐后1～2天，身热渐退，咽部糜烂疼痛减轻，或见低热，唇干口燥，或伴有干咳，食欲不振，舌红少津，苔剥脱，脉细数。约2周后可见皮肤脱屑、脱皮。

（三）防病要点

传染病的预防目的，旨在采用相应的措施防止致病因素在健康人群中传播，预防疾病发生。消除传染源，切断传染途径，保护易感儿童和健康教育是预防猩红热的主要方法。

1. 隔离传染源

发现猩红热病人应及时隔离，隔离至临床症状消失，咽拭子培养链球菌阴性时解除隔离。对密切接触的易感人员应隔离 7 ~ 12 天，同时应用青霉素预防。

2. 切断传染途径

流行期间，禁止小儿去公共场所，接触病人要戴口罩，对病人的污染物、分泌物要及时消毒处理。日常用具需要暴晒至少 30 分钟，食具煮沸消毒 15 分钟。

3. 保护易感儿童

患儿居室要经常开窗通风换气，每天不少于 2 次，每次 20 分钟以上。空气消毒时，人们可以将药物的烟雾或气雾颗粒吸至呼吸道的黏膜，以杀灭病原体；运用喉喷、滴鼻或药物涂鼻，将药物施用在病原体侵入的门户上，以保护局部，产生屏障作用。

4. 健康教育

向家长讲解本病的有关知识，指导家长做好皮肤护理、发热护理、饮食护理，防止继发感染、预防并发症。

（四）防病方法

1. 辨证防病

根据患儿中医病证辨识进行中药内服。邪侵肺卫证患儿可选用银黄口服液、蓝芩口服液、小儿豉翘清热颗粒；毒炽气营证可选用三黄片、五福化毒丸、紫雪丹；疹后伤阴证可选用清开灵口服液，同时可选用外用中成药如开喉剑喷雾剂、西瓜霜、冰硼散等。具体用药请在中医儿科医生指导下使用。

2. 药膳防病

（1）金银花饮：金银花 6g，加水适量煮开，日服 2 次，连服数日。具有清热利咽作用，用于邪侵肺卫证患儿的预防。

（2）胖大海饮：胖大海 4～6 枚，放入碗内，加入冰糖调味冲入沸水。日服 2 次，连服 2～3 日。具有清热利咽功效，用于邪侵肺卫证患儿的预防。

（3）消毒饮：金银花 6g，野菊花 9g，加水适量，煮开停火，待水凉后取汁饮用，日服 2 次，连服数日。具有清热解毒功效，用于毒炽气营证患儿的预防。

（4）生地黄饮：生地黄 9g，加水适量，煮开停火，待水凉后取汁饮用，日服 2 次，连服数日。具有清热解毒功效，用于疹后伤阴证患儿的预防。

3. 其他防病方法

（1）药浴法：黄连、黄柏、大青叶、鱼腥草各 15g，加水 1000mL，煎煮去渣，将药液倒入盆中待凉，让患儿沐浴 20～30 分钟，每日一次，连续 2～3 次。适用于猩红热流行期间的预防。

（2）足浴法：柴芩银栀汤（柴胡、黄芩、生栀子、荆芥、知母各 15g，石膏 20g，金银花、生大黄、桂枝、桑枝各 12g）。先以冷水浸泡药物 20 分钟后煎煮，煎汁 1000mL。将双足浸泡药液中，药液以超过足踝上 2～3cm 为宜，每次足浴 20～30 分钟。用于邪侵肺卫证儿童的治疗。

（3）穴位贴敷法：吴茱萸、黄连，按 2：1 比例研成细末混合备用。每晚临睡前取 20 克左右粉末用醋适量调和，捏成小饼状，外敷于两足涌泉穴处（位于足前部凹陷处第 2、3 趾趾缝纹头端与足跟连线的前三分之一处），再贴以保鲜塑料薄膜，外覆盖纱布并固定，于次晨起床取下。连用 3 日为一个疗程。用于邪侵肺卫证患儿的治疗。

（4）吹喉法：将锡类散、珠黄散取药少许吹喉中。用于邪侵肺卫证和毒炽气营证患儿的治疗。

（五）调养护理

1. 襁褓衣着护理

小儿应保持皮肤清洁，经常更换衣物。衣裤应宽松、轻软，不能穿化纤或绒布内衣裤，以防加重瘙痒的感觉。床褥应保持清洁、干燥、松软、平整。

2. 日常饮食调养

饮食应以清淡，易消化，流质或半流质，高营养，高维生素为主，以清热泻火引热下行为原则，宜多食寒性清凉类食物如丝瓜、绿豆汁等。多吃蔬菜、水果，少吃刺激性的食物及油腻食物，忌服过热、过咸、过酸、辛辣、炒炙、海腥易发的食物。每天保证摄入充足的水分。

3. 生活起居调护

流行季节，室内要经常开窗通风，每日 2 次，每次 15 分钟，要定时消毒。注意皮肤与口腔的清洁卫生，可用淡盐水或一枝黄花煎汤含漱。皮肤出现瘙痒，不要让小儿抓挠皮肤，要保持皮肤清洁，可用炉甘石洗剂涂于患处。患儿沐浴时应用温水，不能太热，避免使用沐浴露或肥皂、酒精擦拭皮肤，以免刺激皮肤，加重皮肤瘙痒感。要保证患儿的充分休息，高热期间要卧床休息，热退时也不宜过多活动，以防并发症的发生。

十五、水　痘

水痘是由水痘 - 带状疱疹病毒引起的小儿常见急性传染病，因其疱疹内含水液，形态椭圆，状如豆粒，故将其命名为水痘。本病全年均可发病，以冬、春二季多见，发病年龄 6～9 岁学龄儿童常见。水痘患者或带状疱疹患者为主要传染源，通过空气飞沫或接触病人疱疹内的疱浆传播，潜伏期 10～20 天，传染期为自发疹前 24 小时至病损结痂约 10 天。感染水痘后获得持久的免疫力，但以后可以发生带状疱疹。

（一）疾病特点

1. 前驱期：可无症状或仅有轻微症状，可见低热或中等程度发热、头痛、全身不适、乏力、食欲减退、咽痛、咳嗽等邪郁肺卫的证候，持续 1～2 天后进入出疹期。

2. 出疹期：初为红色斑疹，数小时后成深红色丘疹，逐步发展为疱疹，疱疹呈椭圆形，大小不一，内含水液，形似露珠水滴，周围红晕、常伴有瘙痒，结痂后不留瘢痕。在同一时期可见红色的丘疹、透明饱满的疱疹、破溃干瘪的结痂同时存在。皮疹呈向心分布，先出现头面、躯干，继而四肢，四肢远端、手掌及足底较少见。皮疹先后分批出现，每批历时 1～6 天，1 周后痂皮脱落，一般不留瘢痕。

轻症水痘多为自限性疾病，10 天左右可痊愈，但对于免疫功能低下或合并其他恶性疾病的儿童，持续高热及全身不适感明显，皮疹多而易融合成大疱型或呈出血性，可继发感染或伴血小板减少而发生暴发性紫癜。如母亲在妊娠早期感染水痘可导致胎儿多发性先天畸形，若发生水痘后数天分娩可导致新生儿水痘。

（二）病证辨识

1. 邪郁肺卫证

发热轻微或无热，鼻塞流涕，喷嚏，咳嗽，1～2天后皮肤出疹，疹色红润，疱浆清亮，根盘红晕不明显，点粒稀疏，躯干部较多，伴有痒感，舌苔薄白，脉浮数。

2. 毒炽气营证

壮热烦躁，口渴欲饮，面赤唇红，口舌生疮，疱疹稠密，疹色紫暗，疱浆混浊，根盘红晕，大便干结，小便短黄，舌红或绛，苔黄糙而干，脉数有力。

（三）防病要点

1. 控制传染源

一般水痘患儿应在家中隔离至全部疱疹结痂为止，消毒被病人呼吸道分泌物污染的用品。托儿机构和学校等场所中要加强教室的通风、换气，采取紫外线照射等方法实施空气消毒。对有接触史的易感儿，应检疫3周，并立即接种水痘减毒活疫苗，可预防发病。带状疱疹患儿不必隔离，但应避免与易感儿及孕妇接触。

2. 切断传播途径

本病流行期间，儿童要少去公共场所。对已被水痘病儿污染的衣被、用具，应采用曝晒、煮沸、紫外线灯照射等措施，居室应进行消毒、通风。应注意保持环境整洁，勤开门窗，保证空气流通。

3. 对易感儿童接种水痘减毒活疫苗

接种疫苗后 15 天产生抗体，30 天时抗体水平达到高峰，抗体阳转率为 95% 左右，免疫力持久，接种水痘疫苗是预防和控制水痘的有效手段。有细菌免疫缺陷者、免疫抑制剂治疗者、患有严重疾病者（如白血病、淋巴瘤及其他恶性肿瘤等）或易感孕妇及体弱者，可在 72 小时内应用水痘—带状疱疹免疫球蛋白肌肉注射，也可以用于控制、预防医院内水痘暴发流行。

4. 勤洗手

保持皮肤清洁，尽可能减少皮肤的破溃，防止继发感染。在妊娠早期应尽量避免与水痘患者接触，已接触者应给予被动免疫。

（四）防病方法

1. 辨证防病

可根据病证辨识口服中成药。邪郁肺卫证患儿可选用双菊感冒片、双黄连口服液口服等；毒炽气营证患儿可选用黄栀花口服液、清开灵口服液等。具体用药请在中医儿科医生指导下使用。

小贴士

水痘不需要抗生素

水痘是由水痘－带状疱疹病毒引起的传染病，目前没有针对这种病毒的特异性药物。如家长熟悉的头孢类、青霉素类抗生素，均是用于抑制或杀灭细菌的，对水痘病毒无效，所以无需使用抗生素。但在疱疹破溃后继发细菌感染者可使用抗生素治疗，具体应咨询医师，切勿自行给药。

2. 药膳防病

（1）芦根饮：鲜芦根30g（干品20g），野菊花15g，加水适量，煎煮半小时，过滤取汁，代茶饮用。日服1～2次，连服7～14天。功效：疏风清热。用于外感风热、邪伤肺卫证水痘患儿的预防。

（2）蓝根银花茶：板蓝根25g，金银花6g，甘草6g，车前草10g，加清水适量，文火煮约30分钟，去渣取汁，入冰糖适量，再煮5分钟，代茶频服。日服1～2次，连服7～14天。具有清热解毒、凉血利湿功效，用于肺胃热盛、邪炽气营证水痘患儿的预防。

（3）薏米赤小豆粥：薏米20g，赤小豆、土茯苓各30g，粳米100g，洗净共煮至粥熟豆烂，拌冰糖，日服2次，连服数天。具有清热祛湿、透疹解毒功效，用于水痘已出者。

3. 其他方法

（1）药浴法：金银花、连翘、六一散、车前子各10g，紫花地丁15g，加水1000mL，煎煮去渣，将药液倒入盆中待凉后沐浴，每日1次，每日20～30分钟左右，连续2～3日。用于水痘患儿痘疹初起的中药外用治疗。

（2）推拿法：①清肺经：小儿无名指螺纹面旋推或向指根方向直推。每日1次，每次旋推200～400回，疗程为14天。②清胃经：小儿大拇指掌面第二节向掌横纹直推。每日1次，每次直推300回，疗程为14天。③揉小天心：小儿掌根部大小鱼际交界处的凹陷中。每日1次，每次揉100～300回，疗程为14天。可用于好发季节或水痘流行期间做预防性治疗。

（3）适当使用提高机体免疫功能的药物可增强呼吸道上皮黏膜屏障功能，达到预防水痘病毒感染的目的。

（五）调养护理

1. 襁褓衣着护理

水痘好发于冬、春季节，因气候变化较大，应根据孩子的身体素质及天气变化添减衣物，注意防寒保暖。

2. 日常饮食调养

水痘患儿饮食宜清淡、易于消化，鼓励多饮水，注意水分和营养的补充，忌食辛辣刺激性食物。

（1）邪郁肺卫证患儿应多食清热降火的食物，如梨子、荸荠、绿豆芽、苦瓜、芹菜、莲子等，不宜进食辛辣刺激性食物及菠萝、荔枝等热性水果。

（2）毒炽气营证患儿饮食以流质、半流质等易消化吸收的食物为宜，可多食清利湿热、凉血解毒的食物，如赤小豆、薏苡仁、冬瓜、茯苓、绿豆等，每天需保证绿色蔬菜和新鲜水果。忌食辛辣、滋腻之品，特别是煎炸辣烤、香燥食物禁止食入。

3. 生活起居调护

水痘患儿要注意休息，保证充分睡眠。卧室应每日定时开窗通风，累计时间不少于 2 小时，保持居室空气流通、新鲜，注意避免风寒，防止发生感染。患儿要养成良好的卫生习惯，勤洗手，注意口腔卫生。同时要保持皮肤清洁，避免搔抓损伤皮肤，内衣要柔软勤换，以防擦破皮肤，引起感染。

小贴士

水痘流行期保护孕妈妈

在怀孕的各个时期感染水痘病毒，都可能导致胎儿感染水痘或畸形、残疾，甚至危及生命。所以准备怀孕的和已经怀孕的女性都要特别当心水痘病毒，而最好的预防措施是注射水痘疫苗，一般在受孕前 3 个月注射比较安全，另外需要注意避免接触水痘患者。

十六、流行性腮腺炎

流行性腮腺炎是由腮腺炎病毒引起的急性呼吸道传染病，以腮腺肿痛为特征，可并发脑膜炎、脑膜脑炎、睾丸炎和胰腺炎等。一年四季均可发病，冬、春季节多见，常见学龄前及学龄儿童。患者和隐性感染者为传染源，飞沫传播和密切接触为主要传播途径，人群普遍易感，一次感染后可获得终身免疫。中医称"痄腮"，百姓俗称"鸬鹚瘟""蛤蟆瘟"。

（一）疾病特点

1. 典型表现

潜伏期为2～3周，平均18天。儿童多数无前驱症状，常以腮腺肿大和疼痛为首发体征。常先见于一侧，然后另一侧也相继肿大，以耳垂为中心呈弥漫性肿大，边缘不清，表面发热但不红，触之有弹性感并有触痛，1～3日内达到高峰，面部一侧或双侧因肿大而变形，局部疼痛、过敏，张口、咀嚼困难，进食酸性食物促使唾液腺分泌时疼痛加剧。腮腺肿大可持续5日左右，1周左右逐渐消退。腮腺导管开口（位于上颌第二大磨牙对面黏膜上），早期有红肿，有利于前期判断。病程中患儿可伴有不同程度的发热，持续时间不一，伴有头痛、乏力和食欲减退等症状。

2. 并发症

（1）脑膜脑炎：是最常见的并发症，常在腮腺炎高峰时出现，也可以在腮腺肿大前或消失后出现。表现为发热、头痛、呕吐、颈项强直等。大多数预后良好，常在2周内恢复，多无后遗症。少数可遗留耳聋和阻塞性脑积水。

（2）睾丸炎或卵巢炎：常发生于腮腺炎起病后4～5天或肿大的腮腺开始消退时。男孩最常见并发睾丸炎，表现为睾丸肿胀疼痛，以单侧为多见，可并发附睾炎、鞘膜积液和阴囊水肿，约1/3～1/2出现不同程度睾丸萎缩，一般不影响生育，双侧受累可导致不育，但少见。可伴有发热、寒战等全身反应。女孩发生卵巢炎，但发生率比睾丸炎少，主要表现为腰部酸痛、下腹疼痛及压痛，月经不调等，一般不影响受孕。

（3）胰腺炎：常发生在腮腺炎肿大数日后，表现为上腹部剧痛和触痛，伴有发热、恶心、反复呕吐等。严重的胰腺炎较少见。

（二）病证辨识

1. 邪犯少阳证

轻微发热，一侧或双侧耳下腮部，或颌下漫肿疼痛，边缘不清，触之痛甚，咀嚼不便，或有头痛、咽红、纳差，舌红，苔薄白或薄黄。

2. 热毒蕴结证

高热不退，一侧或两侧腮部肿胀疼痛，坚硬拒按，张口、咀嚼困难，口渴喜饮，烦躁不安，或伴有头痛，咽红肿痛，食欲不振，呕吐，便秘，尿短少，舌红，苔黄。

（三）防病要点

防病原则主要为控制传染源、切断传播途径、保护易感人群。

1. 控制传染源

要求患儿密切配合，早期隔离至腮肿完全消退为止。同时，严格进行隔离，避免传染；对发病患者隔离期为2周左右，直到腮肿完全消退。对患者使用的奶瓶、玩具、尿布、毛巾等进行沸水煮泡或紫外线照射消毒处理。

2. 切断传播途径

当发现疫情时应立即将传染源进行隔离，并对公共场所进行全面彻底的消毒，做好个人及环境卫生，将病毒传播途径切断，有接触史的易感儿应检疫观察3周。

3. 保护易感人群

按照国家疫苗接种计划，对儿童期免疫预防计划、推行广泛的腮腺炎疫苗接种；尤其是在冬、春两季流行期间内，应加强对流行性腮腺炎的预防接种工作，积极开展预防接种，动员未感染过流行性腮腺炎的学生接种疫苗，对易感人群做好充分的防护工作。本病流行期间，易感儿及孕妇应少去公共场所，以避免传染。

4. 药物预防

可以选择板蓝根、金银花、贯众、大青叶、蒲公英、食醋等，均具有预防流行性腮腺炎发生的作用。

（四）防病方法

1. 辨证防病

可根据患儿中医病证辨识内服中药。邪犯少阳证患儿可选用腮腺炎片、小柴胡颗粒、板蓝根颗粒、双黄连颗粒等；热毒蕴结证患儿可选用清瘟解毒丸、五福化毒丸等。具体用药请在中医儿科医生指导下使用，出现并发症要及时到医院就诊。

2. 药膳防病

（1）绿豆汤：取适量绿豆清洗干净，放在水中浸泡一夜，然后水磨取浆，加冰糖适量煮沸，随时给患儿饮用。适合腮部肿痛、吞咽不利的患儿。

（2）板蓝根粥：取板蓝根、大青叶各30g，以水煎煮30分钟后去渣，放入50g粳米煨成粥，加少许冰糖随时给患儿食用，适合腮腺炎初起时，具有预防作用。

（3）牛蒡粥：牛蒡根30g，粳米30～50g，牛蒡根煎汁过滤后，用汁加入粳米，常法煮粥食用；适用于疾病初期，腮部肿胀压痛患儿。

（4）银花茶：金银花15g，煎水，加糖少许饮用，具有清热解毒，消肿止痛功效，适用于疾病初起或预防性用药。

（5）紫菜萝卜汤：紫菜30g，萝卜60～100g，水煎服，具有清热化痰软坚功效，适用于热退后肿不消，局部有结块者。

3. 其他方法

（1）红外线烤灯：暴露照射部位，灯距一般30～50厘米，每个部位照射时间为20～30分钟，每天2次，有助于浅表炎症消退，使局部血管扩张，血液循环速度加快，同时，降低痛觉神经的兴奋性，从而减轻疼痛。

（2）中药外用：

①新鲜仙人掌，每次取1块，去刺，洗净后捣泥或切成薄片，贴敷患处。每日2次。用于腮部肿痛。

②如意金黄散、青黛散、紫金锭（即玉枢丹）任选1种，适量，以醋或茶水调，外敷患处。每日1～2次。用于腮部肿痛。已破溃者禁用。

③取新鲜蒲公英或鲜马齿苋，捣烂外敷患处，每日1～2次。

（五）调养护理

1. 避外感防痄腮

痄腮属于温毒时邪，是六淫邪气蕴蓄不解而形成的，其性属温热；在气候变化，腮腺炎流行期间，若儿童体弱或接触时邪，则容易被传染。因此，在气候交替多变之际，应嘱患儿及时添加衣物，以防外感；同时，在痄腮流行期间，应避免去人员密集的公共场所，以防感染时邪。

2. 日常饮食调养

饮食以易消化、清淡流质饮食或软食为主，忌食酸、硬、辣等刺激性食物，避免使唾液分泌增多，排出受阻，刺激已红肿的腮腺管口，加重患者腮腺局部疼痛。每餐后用生理盐水或4%硼酸溶液漱口或清洗口腔，保持口腔清洁。

3. 生活起居调护

（1）早期可用冷毛巾局部冷敷腮肿部位，使血管收缩，可减轻炎症充血程度及疼痛，或局部中药外敷，并注意观察药物有无干裂现象，避免药物难以发挥药效及干裂引起皮肤疼痛。

（2）饭后给予生理盐水或清水漱口，将口腔内的食物残渣清除。对不会漱口的婴幼儿可勤喂温开水，以保持口腔内清洁，防止继发性化脓感染。

（3）要注意休息，保持室温适宜，勤开门窗，保持居室空气流通新鲜。衣服、被褥薄厚适宜，及时更换患者衣物及床单，用毛巾及时擦干患者的汗液，以保持患者皮肤干燥清洁。

（4）由于腮腺炎病毒耐低温，在高温、紫外线照射、酒精等作用下可迅速死亡。因此，对患儿的用具、被褥及时用紫外线照射消毒，并保持室内空气清新。

（5）有高热、头痛、嗜睡、呕吐者，应密切观察病情，及时发现并发症并到医院就诊。睾丸肿大痛甚者，局部可给予冷湿敷，并用纱布做成吊带，将肿胀的阴囊托起。

小贴士

腮腺炎患儿食物禁忌

（1）忌辛辣厚味之物：如咖喱、辣椒、辣酱、辣油、茴香、芥末、五香粉、桂皮、生姜、浓汤等，辛辣厚味之物对口腔刺激甚大，可使腮腺口红肿加重，唾液分泌困难，继而加重病情。

（2）忌发物：如黑鱼、河鳗、带鱼、虾、蟹、羊肉、狗肉、鸡肉等都为升发之物，流行性腮腺炎患者食之会使腮腺肿胀疼痛加剧，使病程延长。

（3）忌冷饮：患儿高热，不宜饮用冰冻之品，以免消化不良。冷饮亦会刺激红肿的腮腺管而加剧疼痛。

（4）忌坚硬之物：坚硬之物必须用力咀嚼，腮腺炎患者由于腮腺部及颈下淋巴结肿大，嚼食会引起疼痛，不利于腮腺炎症的康复，故坚硬之物不可食用。

（5）忌长纤维蔬菜：如芹菜、竹笋、毛笋、冬笋、韭菜、蒜苗、豆芽、菠菜、黄瓜、蕹菜等都需要用力咀嚼后才能下咽，加重腮腺肿痛。

十七、手足口病

手足口病是由肠道病毒[以柯萨奇A组16型（CoxA16）、肠道病毒71型（EV71）多见]引起的急性传染病。一年四季均可发病，以夏、秋季节为发病高峰，常见于学龄前儿童，尤以3岁以下发病率最高。病人和隐性感染者均为传染源，主要通过消化道、呼吸道和密切接触等途径传播。病毒寄生在患儿的咽部、唾液、疱疹和粪便中，不仅可通过唾液、喷嚏、咳嗽、说话时的飞沫传染给别的孩子，还可通过手、生活用品及餐具等间接传染。多数患儿一周左右自愈，少数患儿可出现心肌炎、肺水肿、脑膜炎、脑炎、循环障碍等并发症。

（一）疾病特点

1. 轻型

一般无明显潜伏期，表现为手、足、口腔黏膜、臀部斑丘疹或疱疹，典型的疱疹呈圆形或椭圆形扁平突起，如黄豆大小，周围可有炎性红晕，疱内含少量混浊液体，一般无疼痛及痒感，5天左右消退，不留瘢痕。患儿可伴有发热、咳嗽、流涕、食欲不振等类似感冒症状。轻症患儿多能自愈，无后遗症。部分病例仅表现为皮疹或疱疹性咽峡炎。

2. 重型

少数病例（尤其是小于3岁者）病情进展迅速，在发病1～5天左右出现无菌性脑膜炎、脑炎（以脑干脑炎最为凶险）、脑脊髓炎、神经源性肺水肿、循环障碍等，重者表现为暴发性心肌炎而出现严重心力衰竭、心源性休克，短时间内可致死亡。

（二）病证辨识

1. 邪犯肺脾证

发热轻微，或无发热，流涕咳嗽，咽红疼痛，或纳差恶心，呕吐泄泻，约1～2天后或同时出现口腔内疱疹，破溃后形成小的溃疡，疼痛流涎，不欲进食。随病情进展，手掌、足跖部出现米粒至豌豆大小斑丘疹，并迅速转为疱疹，分布稀疏，疹色红润，根盘红晕不著，疱液清亮，舌质红，苔薄黄腻，脉浮数。

2. 湿热蒸盛证

身热持续，热势较高，烦躁口渴，口腔、手足、四肢、臀部疱疹，分布稠密，或成簇出现，疹色紫暗，根盘红晕显著，疱液混浊，口臭流涎，灼热疼痛，甚或拒食，小便黄赤，大便秘结，舌质红绛，苔黄厚腻或黄燥，脉滑数。

（三）防病要点

1. 手足口病流行期间，家长勿带孩子去公共场所，尽量避免与有发热、出疹性疾病的患儿接触，发现疑似患儿，应及时隔离，避免交叉感染。对密切接触者应隔离观察 7～10 天，并给板蓝根颗粒冲服；体弱者接触患儿后，可予丙种球蛋白肌注以作被动免疫。

2. 培养个人良好的卫生习惯，饭前便后、外出后要用肥皂或洗手液等给儿童洗手，不要让儿童喝生水、吃生冷食物。婴幼儿使用的奶瓶、奶嘴使用前后应充分清洗。对被污染的日常用品、食具和患儿排泄物等应及时消毒处理。衣物置阳光下暴晒。

3. 患病期间，应注意卧床休息，保持家庭环境卫生，室内勤于通风，保持空气新鲜。

4. 密切观察病情变化，及早发现邪毒内陷及邪毒犯心等并发症。

（四）防病方法

1. 辨证防病

儿童可根据中医病证辨识口服中成药。邪犯肺脾证患儿可选用双黄连口服液、蒲地蓝消炎口服液、蓝芩口服液等；湿热蒸盛证患儿可选用清胃黄连丸、抗病毒口服液等。具体用药请在中医儿科医生指导下使用。

2. 药膳防病

日常可根据儿童不同体质给予相应的食物调理脾胃，提高机体免疫力。

（1）荷叶粥：鲜荷叶 2 张，煎汤去渣，加入白米 50g，煮粥食用，日服 2 次，连服 2 周。具有清热利湿作用，用于湿热蒸盛证患儿的预防。

（2）紫草二豆粥：紫草根、绿豆、赤小豆、粳米、甘草各适量，煮粥口服，日服 2 次，连服 2 周。具有清热利湿作用，用于湿热蒸盛证患儿的预防。

（3）银花蝉衣饮：银花 15g，蝉衣 3g，清茶少许，煎水饮，日服 2～3 次，连服数日。具有疏风清热解毒功效，用于邪犯肺脾证患儿的预防。

（4）绿豆红枣汤：绿豆 30g，红枣 6 粒，放入一起烧开，日服 2～3 次，连服 2 周。具有清热解毒功效，用于小儿体质偏热患儿的预防。

（5）山药黄芪汤：把黄芪 20g 熬成汤，然后在这个汤里放入山药、瘦肉等食材，日服 2 次，连服 2 周。具有益气健脾功效，用于体质偏虚患儿的预防。

3. 其他防病方法

（1）漱口法：黄芩 10g，黄连 10g，黄柏 10g，五倍子 10g，薄荷 15g，淡竹叶 10g。煎水 100mL，漱口，3 次／日。用于口腔部疱疹、溃疡

（2）涂擦法：西瓜霜、冰硼散、珠黄散、喉风散，任选 1 种，适量，每日 3 次涂搽口腔患处，用于口腔疱疹。

（3）帖敷法：如意金黄散、青黛散、紫金锭、锡类散，任选 1 种，适量麻油调，每日 2 次敷于手足疱疹患处，用于手足疱疹。

（4）外洗法：金银花 15g，板蓝根 15g，蒲公英 15g，车前草 15g，浮萍 15g，黄柏 10g。每日 1 剂。水煎，外洗手足疱疹处，用于手足疱疹重者。

（五）调养护理

1. 衣物清洁消毒

保持皮肤清洁卫生，给孩子穿宽松的棉质衣服、保持干燥，患儿出汗后要及时更换衣服，衣物应勤洗勤晒，被污染的衣物应及时消毒处理。

2. 日常饮食调养

给予清淡无刺激、富含维生素的流质或软食，温度适宜，多饮温开水。进食前后可用生理盐水或温开水漱口，以减轻食物对口腔的刺激。日常饮食上，可根据小儿不同体质情况补充适当的饮食调养。

（1）邪犯肺脾证患儿，日常饮食调养要注意补肺健脾益气，提高机体防病御邪的能力，宜多食粳米、山药、花生、大枣、燕窝、黄芪、扁豆、百合、鲫鱼、鲤鱼、黄鳝、虾、蘑菇等。日常饮食应注重品种多样、比例适当、饮食定量、搭配得当、切忌偏食，这样才能逐渐提高患儿体质，提高抗病能力。

（2）湿热偏盛证患儿，多食用清热祛湿的食物，如：绿豆、红豆、扁豆、薏苡仁、苦瓜、冬瓜、荷叶、山药、茯苓等。少食或忌食生冷辛辣燥热之品。注意保持大便通畅，防止湿热郁积。

3. 生活起居调护

患病期间，应注意卧床休息，保持充足睡眠。定期开窗透气，保持空气流通新鲜。注意保持皮肤清洁，对皮肤疱疹切勿搔抓，以防溃破感染。对已有破溃感染者，可用金黄散或青黛散调麻油敷于患处，以收敛燥湿，助其痊愈。患病期间要注重口腔护理，要保持患儿口腔清洁，饭前饭后可用盐水漱口，对口腔破溃患儿，可将维生素 B_2 粉剂适量涂于患处，或涂鱼肝油，喷西瓜霜等，减轻疼痛，促进溃疡早日愈合，预防合并细菌感染。

十八、维生素 D 缺乏性佝偻病

维生素 D 缺乏性佝偻病，是小儿体内维生素 D 不足，致使钙磷代谢紊乱产生的一种以骨骼病变为特征的全身慢性营养障碍性疾病，以正在生长的长骨干骺端软骨板不能正常钙化而致骨骼病变为其特征。多发生在 2 岁以内的婴幼儿，人工喂养的婴儿发病率高于母乳喂养者，如不及时治疗可影响神经、肌肉、造血等组织器官的功能。

（一）疾病特点

1. 初期（早期）

常见于 3～6 个月内小婴儿，主要表现为神经兴奋性增高，如夜啼，易惊，汗多，枕秃，纳呆，囟门迟闭，出牙迟或少出，肌肉松软。

2. 激期（活动期）

除初期表现外，还可出现典型的骨骼改变，如颅骨软化、方颅、串珠肋、手镯、脚镯、肋膈沟、漏斗胸、鸡胸，下肢呈 O 型或 X 型腿，脊柱畸形。还可见到全身肌肉松弛、乏力、肌张力下降，运动功能发育落后，腹肌张力低下而致的蛙腹。

3. 恢复期：

初期或激期患儿经日光照射或足量维生素 D 治疗后，临床症状和体征逐渐改善。

4. 后遗症期：

多见于 2 岁以后小儿，常因婴幼儿期严重佝偻病，残留不同程度的骨骼畸形，临床症状消失。

（二）病证辨识

1.肺脾气虚证

多汗，烦躁易惊，睡眠不安，夜啼，发稀枕秃，头颅骨软，囟门迟闭，形体虚胖、肌肉松弛，易疲劳，纳呆，大便不调，舌质淡，苔薄白。

2.脾虚肝旺证

头部多汗，发稀枕秃，囟门迟闭，出牙延迟，坐立行走无力，夜啼不宁，易惊多惕，甚则抽搐，纳呆食少，舌淡苔薄。

3.脾肾亏虚证

多汗夜啼，纳呆食少，面色无华，四肢无力，立迟、行迟、齿迟，头颅方大，肋骨串珠，手镯足镯，甚则鸡胸、龟背，下肢畸形，舌淡，少苔。

4.肾虚骨弱证

仅遗留有明显的骨骼畸形，如肋骨串珠，手镯足镯，甚则鸡胸、龟背，O型或X型腿，脊柱畸形等，而激期时多汗、乏力、烦躁等症状基本缓解。

（三）防病要点

佝偻病的预防最关键在于及时发现，及时预防。

1.光照充足

普及卫生知识，小儿坚持户外活动，尤其是北方的小儿在冬、春季节多晒太阳，但应注意日照的强度、时间及暴露的体表面积等，随季节和婴儿年龄而定。居室阳光充足，注意开启窗户、拉开窗帘让阳光进入房间，使小儿有充足的阳光照射。冬天也要保证每日 1～2 小时的户外活动。

2. 定期检查

小儿定期随访，认真做好儿保工作，进行常规健康体检，以便及早发现疾病先兆。

3. 合理膳食

注意孕妇及乳母的饮食，坚持母乳喂养，补钙需注意：一是尽量采取食补，多吃富含钙的食物，如骨、虾皮、骨头汤、鲜鱼、活虾、海带、牛奶和豆制品。幼儿食谱要广，不要偏食，如多吃富含维生素 C（蔬菜、瓜果）和维生素 D（鲜鱼）的食品。二是重度缺钙者可酌情补充维生素 D 和钙剂。现认为儿童每日摄取维生素 D400IU 是治疗和预防本病的关键。夏天阳光充足，日光照射充足时，可暂停或减量服用维生素 D。

（四）防病方法

1. 辨证防病

可根据病证辨识口服中成药。肺脾气虚证患儿可选用玉屏风颗粒、槐杞黄颗粒或人参五味子晶；脾虚肝旺证患儿可选用龙牡壮骨颗粒；脾肾亏虚证和肾虚骨弱证患儿可选用六味地黄丸、龟鹿二仙膏或龟鹿补肾丸。具体用药请在中医儿科医生指导下使用。

2. 药膳防病

（1）补虚正气粥：黄芪 30g，西洋参 5g，甘草 6g，粳米 100g。将芪、参、草泡半小时，入锅煎汁去渣，用药汁与粳米同煮成粥，粥成加麦芽糖 10g 稍煮即成，日服 2 次，连续半月。具有益气健脾功效，用于脾胃虚弱证患儿的预防。

（2）龙牡山萸粥：龙骨 30g、牡蛎 30g、山茱萸 10g、粳米 120g。将龙骨、牡蛎打碎先煎 1 小时，再加山茱萸煎半小时，煎汁去渣，将药汁与粳米同煮成粥，日服 2 次，连服半月。具有补肾填精功效，用于肾虚骨弱证患儿的预防。

（3）四神鸡汤：芡实、茯苓、莲子各 10g，牡蛎 30g，鲜山药若干、小母鸡 1 只。将药材布包好，与小母鸡一块入锅，煮开后转文火煲汤 2 小时，最后放入山药，再煮半小时，日服 2 次，一周 1～2 次。具有补益脾肾功效，用于脾肾亏虚证患儿的预防。

3. 其他防病方法

适量补充维生素 D 和钙剂是防治疾病的重要措施之一，应在医生指导下用药。纯母乳喂养儿：1 个月至 2 岁，每天补充 400U 维生素 D；配方奶喂养儿：能够按照推荐量服用，则无需额外补充，若喂奶量少于 500mL，每天需补充 200U 维生素 D。钙剂的补充可在门诊先进行微量元素检查，如果明确缺少，再根据宝宝的饮食情况由医生指导用药。

（五）调养护理

1. 衣物穿着适宜

维生素 D 缺乏患儿汗出较多，所以要注意穿着适宜，根据气温适时增减，不可过暖过寒。外出时多备几件背心之类的夹衣，以便汗湿及时更换，以防感冒。

2. 日常饮食调养

适当摄入富含钙的食品。父母应注意搭配的食物需营养均衡，荤素搭配要合理，色彩搭配要鲜艳，食材种类勤变换，这样才能增进小儿的食欲。

（1）水产类：如海蛎、虾、深海鱼、淡水鱼、海带、紫菜、贝壳类等。

（2）乳类：如牛奶、羊奶、奶粉、奶酪、酸奶等。

（3）骨头、肉、蛋类：如筒子骨、牛肉、羊肉、猪肉、鸡肉、兔肉、鸡蛋、鸭蛋、乌鸡蛋等。

（4）豆类：如黑豆、黄豆、刀豆、扁豆、豆干、豆腐、豆皮等。

（5）坚果类：如核桃、花生、杏仁、栗子、松子等。

（6）蔬果类：如山药、香菇、木耳、胡萝卜、绿叶蔬菜、苹果、柠檬、杏子、橙子等。

3. 生活起居调护

天气晴朗时开窗，一方面通风，另一方面让宝宝可在室内享受日光浴，促进钙的吸收，何乐而不为。

4. 运动锻炼养生

婴儿时期应充分接触室外空气，如推着婴儿车到户外活动；随着年龄增长，逐渐增加运动量，进行游泳、跑步、体操、跳绳、俯卧撑等运动。活动时间随季节而异，早春、晚秋及冬季可以进行较长时间的日光浴。夏天阳光充足，紫外线强，幼儿皮肤经紫外线照射后，很快转变成维生素D，有利于钙的吸收，正是孩子补钙最好的季节，但气温过高，日光浴时间不宜过久，可选在清晨进行。不要让小儿过早站立、行走，或久坐、久站，以免骨骼发生畸形。

小贴士

小儿缺钙，补鱼肝油，还是补维生素D

鱼肝油从海洋鱼类肝脏提取，主要成分为维生素A和维生素D，其中维生素A的主要功能是维持机体正常视觉、上皮组织健全及抗感染免疫，用于防治夜盲症、角膜软化等。一般情况，正常喂养的宝宝无需额外补充，过多的维生素A反而对宝宝不利。

因此，小儿缺钙，建议单纯补充维生素D，或多晒太阳，以促进钙的吸收，有利于宝宝的骨骼、牙齿发育。

十九、春　温

春温是由温热病邪内伏而发的急性热病。"春温病"是现代医学所讲的流行性感冒、上呼吸道感染和流行性脑炎等发热性疾病的统称。

小儿稚阴稚阳，肾中精气原为匮乏，加之厚衣过暖、饮食不节、用药不慎、过汗吐下皆伤阴精，导致阴精亏损，失于封藏，形成正气不足之伏邪体质。冬天受寒，潜伏体内，郁久化热而成温热邪气，在春回阳生的条件下，引动郁热引发春温。其特点为起病即见里热证候，常见发热、心烦、口渴、舌红、苔黄等表现，严重者可见神昏、痉厥、斑疹等。

（一）疾病特点

本病多发生在春季或冬春之交或春夏之际，发病急骤，热象明显，初起即见里热证候，有发于气分和发于营分之别。发于气分，症见发热烦躁、口苦口渴、尿黄、舌红苔黄；发于营分，症见发热、晚上加重、烦躁不安、甚至出现神志不清、胡言乱语、抽搐挛急、斑疹隐现、舌红绛。病程中伤阴明显，多有口渴咽燥的表现。本病起病急、病情重，变证快，疾病初起时立即到医院就诊，在医师指导下进行合理治疗。

（二）病证辨识

1. 热在气分证

发热不恶寒，口苦咽干，口渴心烦，胸胁满闷，尿短赤，大便秘结，舌质红，苔黄，脉弦数。

2. 热在营分证

身热夜甚，烦躁不安，夜啼，或有谵语，口干反不甚渴，斑疹隐隐，舌质红绛，无苔或少许薄白苔，脉细数。

3. 气营（血）两燔证

壮热口渴，目赤头痛，口渴饮冷，心烦躁扰，神昏谵语，斑疹隐隐，严重者大渴引饮，头痛如劈，骨节烦痛，昏狂谵妄或吐衄发斑，舌绛或深绛，苔黄，脉洪数。

4. 热盛动血证

身体灼热，心烦躁扰，昏狂谵妄，斑疹密布，色深红甚或紫黑，或吐衄、便血，舌质深绛，脉数。

5. 热盛动风证

壮热不退，烦闷躁扰，口渴，眩晕，头痛头胀，或见目直、抽搐，颈强、角弓反张，舌干红绛。

6. 肝肾阴伤证

身热面赤，五心烦热，心烦不得卧，舌红苔黄。

（三）防病要点

春温具有传染性和流行性，关键在于消灭传染源、切断传播途径，保护易感染人群。

1. 基本措施

重在"三早"，早发现、早治疗、早隔离。发现春温患儿，应及早送医救治，及时隔离，可减少传染的机会，也利于患儿康复。

2. 卫生消毒

搞好公共卫生，可用药物制成烟雾剂或气雾剂进行消毒，例如将艾叶、苍术、藿香等点燃烟熏，或者将金银花、连翘、藿香、苍术等煮沸熏蒸，还可将金银花、板蓝根等蒸馏提取纯露喷雾。同时做好个人卫生，不随地吐痰，对患儿的排泄物及时消毒，杀灭病原体。

3. 预防为主

在流行期做好卫生宣传，尽量避免出入公共场所。经常开窗通风，可有效降低室内空气中的微生物数量，改善空气质量。勤洗手，勤晒衣物、被单。

（四）防病方法

1. 辨证防病

热在气分患儿可选用抗病毒口服液、板蓝根颗粒或莲花清瘟胶囊；热在营分、气营（血）两燔患儿可选用清开灵颗粒或小儿羚羊散；热盛动血患儿可选用犀角地黄汤；热盛动风患儿可选用安宫牛黄丸、紫雪丹；肝肾阴伤患儿可选用六味地黄丸或知柏地黄丸。春温患儿起病急，变化快，请及早就医，并在中医儿科医生指导下用药。

2. 药膳防病

（1）芫荽生姜瘦肉汤：芫荽 50g，生姜丝 10g，瘦肉 100g，瘦肉和生姜同煮 20 分钟后放进芫荽，再煮 10 分钟后即可食用，日服 1 次，连服 5日。具有清热解毒功效，用于邪犯肺卫证患儿的预防。

（2）绿豆茶叶冰糖汤：绿豆 50g、绿茶 5g、冰糖 15g。将绿豆洗净、捣碎，同绿茶、冰糖放入杯中，用滚开水冲沏，加盖焖 20 分钟，分多次饮服，连服 7 天。具有清热解毒功效，用于各型春温患儿的预防。

（3）莲子地黄藕节粥：莲子 20g，粳米 40g，生地黄、鲜藕节各 30g。洗净后加水慢火煮熟烂，成稀薄粥状，加冰糖适量，待凉饮食。日服 2

次，连服数日。具有清热解毒凉血功效，用于热盛动血证患儿的预防。

（4）黑米银耳羹：黑米50g，银耳10g，枸杞子10g，玉竹10g，百合10g，共煮薄羹，日服2次，连服7日。具有育阴清热作用，适用于肝肾阴虚证患儿的预防。

3. 其他方法

（1）药物预防：服用增强免疫力药物以增强体质，如玉屏风颗粒、匹多莫德、脾安肽等；若在疾病流行期间，还可煎煮中药汤剂（处方：贯众10g，板蓝根10g，紫苏叶6g，甘草3g）代茶饮，全家共享，每日2次，连服3天。

（2）口腔清洁：晨起吃一瓣生大蒜或一寸生大葱，早晚以淡盐水漱口。

（3）食醋熏蒸：将食醋按 $2 \sim 10mL/m^3$，加清水稀释一倍，在居室内煮沸蒸熏1小时，起到消毒杀菌之功。

（五）调养护理

1. 生活起居调护

"冬伤于寒，春必病温"，根据春温的这一发病特点，注重防寒保暖。出行前收听天气预报，出行时戴好口罩、帽子、围巾、手套，防止热量从颈部发散；居家时注意足部保暖，穿好棉袜，睡前热水泡脚，以增强抗病力。

保证睡眠充足；讲卫生，饭前便后勤洗手；衣被勤换洗、勤晒；注意开窗通风，保持环境干爽，黄梅天可使用干燥剂，因为潮湿是细菌病毒滋生的重要条件。春温流行期间，尽量减少外出以防传染。

2. 日常饮食调养

"冬不藏精，春必温病"，因此，小儿冬季调补要滋阴补阳，以补肾为主。偏阴虚者宜养阴生津，可摄入清润养阴之品，如水鸭、鸭蛋、草龟、水鱼、枸杞、百合等；可适当摄入菌菇类，如香菇、木耳等；蔬菜可吃萝卜、冬瓜、黄瓜等；食物的烹调方法以蒸、煮、炖为主，避免煎炸辣烤之品；大苦大寒的"凉茶"不宜多喝，苦寒之品不但多服易伤脾胃，更能"劫阴"而加重阴虚。偏阳虚者多吃温阳填精之品，肉食有羊肉、家鸽、牛肉、鸡肉、虾肉、鹿茸、巴戟等，蔬菜有黄豆、蚕豆、胡萝卜、葱、蒜、韭菜、芥菜、油菜、香菜等；水果有橘子、柚子等；避免食用寒凉食物。而在春温发病期间应以流质、半流质营养丰富而清淡易消化的食品为主，少食多餐，避免辛辣刺激、油腻煎炸食物。恢复期注意益气养阴，但不宜多进肉食。饮食应以促进食欲、补充胃气、顾护津液为原则。

3. 运动锻炼调护

注重体育锻炼，增强体质，如跳绳、跑步、做操等。运动量需适中，不可过汗，以免汗出当风而感邪。

二十、湿　温

湿温是发于夏秋雨湿较多季节的一种热性疾病。为感受湿热邪毒所引起的急性外感热病。发病较缓、传变较慢，病势缠绵，病程较长。初起以湿热阻遏卫气为主要证候，常见身热不扬、恶寒少汗、身重肢倦、胸闷脘痞、舌苔腻等湿象偏重、热象不显的表现。

（一）疾病特点

早期表现为身热不扬，恶寒身痛，头重如裹，胸闷脘痞，无口渴或渴不思饮，苔白腻等，为湿重热轻，湿阻卫气的证候。进入气分阶段，证见身热，有汗不解，恶心呕吐，胸闷腹胀，小便短赤，苔黄腻。本病若经过顺利，病变从气分直接进入恢复阶段，则邪热渐解，湿邪渐化，正气渐复而逐步痊愈。若久治不愈，其从热化，可进一步化燥化火，深入营血，迫血动血，甚则出血过多而致气随血脱的危象；其从湿化，可进一步湿从寒化，甚则耗伤肾阳，水湿内停，则出现"湿胜阳微"之变证。

（二）病证辨识

1. 湿温初起、邪遏卫气证

常表现为恶寒少汗，身热缠绵，头痛，肢体困倦，胸闷，脘痞，舌苔腻。

2. 湿温初起、邪遏膜原证

常表现为寒热往来，呕逆胀满，苔白厚腻浊如积粉。

3. 邪入气分、湿重于热证

常表现为热势不显而食少口淡无味，口不欲饮，或者不渴，苔白腻等湿象较明显。

4. 邪入气分、湿热并重证

常表现为身热，汗出垢腻，脘痞，呕逆，口渴不欲多饮，大便溏黄，苔黄腻等湿象热象均较著。

5. 邪入气分、热重于湿证

常表现为热势较高，汗出，口渴，苔黄腻等热象较重。

6. 脾虚湿盛证

常表现为饮食减少，胃脘满闷，大便溏泻，肠鸣泄泻，四肢乏力，形体消瘦，面色萎黄，舌淡苔白腻等。

（三）防病要点

1. 重视环境卫生

保持居室环境整洁通风，定期全面打扫室内卫生，减少与细菌、病毒等病原体接触的机会。建立安全有效的地下排水系统，可明显减少污水滋生细菌的机会。

2. 注意个人卫生

培养良好的个人卫生习惯，如重视衣冠整洁，勤换衣物，每日沐浴，早晚刷牙洗脸，使用口罩等，并养成饭前便后洗手的习惯。

3. 提倡饮食卫生

养成良好的饮食卫生习惯，可以防止"病从口入"，减少传染病的发生。如生食需烹调后方可食用，以防误食细菌；饭后食物需加食物罩或者放入冰箱，谨防食物受污染。

4. 开展除害运动

有些传染病可以通过蚊子、苍蝇、老鼠和蟑螂进行传播，因此定期消灭此"四害"的是必要的。人们可以使用蚊帐防蚊，也可使用驱蚊药草来防蚊。在本草书中记载，可用百部、藜芦、苦楝子等药物消灭苍蝇。人们也可用防鼠网或杀鼠用品等方法消灭老鼠。

5. 避免接触病邪

在流行期间增加室内空气消毒的次数，保持公共场所的空气流通，并尽量避免或减少去人群拥挤的地方，外出时可戴口罩。

（四）防病方法

1. 辨证防病

湿温患儿，日常可根据中医体质辨识进行中药内服。湿温初起患儿可选用藿香正气水；湿温初起，邪遏膜原证患儿可选用达原颗粒；邪入气分、湿热并重证患儿可选用中甘露消毒丹；脾虚湿盛证患儿可选用参苓白术颗粒。具体用药请在中医儿科医生指导下使用。

2. 药膳防病

（1）鲜芦根薏苡仁粥：配料：鲜芦根 50g，薏苡仁 24g，冬瓜仁 15g，淡豆豉 9g，粳米 45g。做法：洗净合煮为稀粥，加适量食盐调味。日服 2 次，连服数日。具有清热生津除烦作用，用于湿温初起湿温患儿的预防。

（2）三黄饮：将黄芩 9g，黄连 3g，黄柏 6g 洗净，三药同煮，去渣取汤。日服 2 次，连服数日。具有清热解毒功效，用于湿温患儿的预防。

（3）藿佩茶：配料：藿香 9g，佩兰 9g。洗净后开水冲泡直接饮用。日服 2 次，连服数日。具有芳香化湿作用，用于湿温初起、邪遏卫气证患儿的预防。

（4）薏苡仁粥：生薏苡仁 50g，山药 50g。先将薏苡仁煮熟烂，山药切块，同煮成糊粥，日服 2 次，连服数日。具有健脾祛湿功效，用于脾虚湿盛证患儿的预防。

3. 其他方法

（1）揉摩法：湿温病腹胀、脘痞、欲吐者，可用酒浸泡葱白 15g，灯心草 10g 后，文火炖热，取葱白及灯心草置于肚腹揉摩。冷后再炖，炖热再揉，一般 20 分钟。

（2）熏蒸预防法：即将药物煮沸蒸熏，或用药物燃烧烟熏。如可用食醋按 $2 \sim 10mL/m^3$ 的比例，并加等量的清水，在室内煮沸蒸熏 1 小时；又如可采用艾叶烟熏剂在室内燃烧烟熏。此法适用于湿温病的预防。

（3）艾灸法：艾灸足三里穴、丰隆穴，用于脾虚湿盛儿童的预防。取穴方法：①足三里穴：在小腿前外侧，当犊鼻下 3 寸，距胫骨前缘一横指（中指）（简易取穴法：小腿外侧的中点，肌肉较鼓起的地方）。②丰隆穴：位于人体的小腿前外侧，外踝尖上八寸，条口穴外，距胫骨前缘二横指（中指）（简易取穴法：在于小腿前外侧，距离膝盖和脚踝差不多的中间点）。手法：每日用艾条灸 15 分钟即可。

（五）调养护理

1. 生活起居调护

入夏以后，天气火热，小儿贪凉、玩水容易为暑湿所侵。秋装要宽紧适度，长短大小适宜，以小儿感到舒适为主。另外，秋季不宜露臂、露胸、露腿。但添衣不宜过快过厚，以免干燥上火。

小儿存在"脏腑娇嫩、形气未充"的生理特点，极易因四季气候的骤然变化而致病。因此，在日常的生活中，应根据季节的变化和气温的升降，及时调整衣被和室内温度。适宜的室内气候是保障健康起居的重要环节。以调节温度为主，室内温度以 25℃ ~ 28℃，室内外温差不超过 10℃ 为宜，可利用空调机的除湿功能，将室内相对湿度调到 40% ~ 60%。夏日不可过分的劳作，也不宜贪凉安逸、嗜食生冷；秋季夜晚睡觉关好窗户，防寒湿侵袭。

2. 日常饮食调养

本病多发生在夏、秋季节。长夏属土，而脾也属土；长夏的气候特点是暑湿，暑湿与脾土关系最为密切。长夏季节阴雨连绵、潮湿，人最易出现脾虚湿困。长夏防湿，饮食调养一方面以清淡为主，多食健脾祛湿的食物，如鲫鱼、胡萝卜、莲子、芡实等；养脾的食物，如胡萝卜、花生、土豆；芳香醒脾，健脾化湿的食物，如薄荷、荷叶包饭，或生姜；健脾燥湿的食物，如白术、山药、薏苡仁熬汤或山药、薏苡仁、白扁豆；健脾祛湿的食物，如绿豆、白扁豆、四季豆、赤小豆、薏苡仁、荷兰豆、豌豆、青豆、大麦、黑豆、红豆、金针菜、莴苣、扁豆、冬瓜等；清热利湿的食物：如西瓜、苦瓜、桃子、番茄、黄瓜等。另一方面，小儿应尽量减少摄入过于油腻的食物，忌吃温热助火的食物，如羊肉、狗肉、龙眼、荔枝、韭菜、洋葱、花椒、肉桂、炒花生、炒瓜子等。

3. 运动锻炼养生

年长儿可根据个人的条件，如年龄、爱好及居住环境等，选择合适的锻炼项目。如跳绳、散步、游泳、健美操、健身操、踢毽子等，均可达到锻炼身体、增强体质的目的。不宜长时间室外活动，要防出汗过多，以微微汗出为宜。

4. 情志兴致调节

湿温好发于长夏、初秋之季。长夏，天气以湿热为主，表现为气温高，且无风，早晚的温度变化不明显，这种天气极易使人感到心胸憋闷、焦躁和厌烦的情绪，小儿应注意心神的调养。喜悦轻松的心情对脾有益，嫉妒、忧虑、多思则对脾不利。初秋也要注意情志的调摄，秋风萧瑟，容易引发消沉的情绪，正所谓"秋风秋雨愁煞人"。因此，小儿应保持心境平和，收敛神气。

二十一、暑 温

小儿暑温病是夏季感受暑热病邪所致的急性外感热病，有着明显的季节性，以起病急骤，变化迅速，易伤津耗气为特点。小儿肌薄神怯，脏腑娇嫩，不耐暑热，最易罹患，且易出现闭窍动风、气阴欲脱之危症。

暑温相当于现代医学中的流行型乙型脑炎、钩端螺旋体病、急性散发性病毒性脑炎、脑型中毒性菌痢、登革热、中暑等。

（一）疾病特点

暑温的发生有明显的季节性，一般认为是夏至到立秋之间。

儿童具有活泼好动的天性，游玩不知节制，感受盛夏炎热之气，不能抵抗盛夏暑热病邪，发为本病。暑热为阳邪，其性炎热逼人，侵及人体，常出现伤津耗气，甚或津气欲脱的危重证候。若暑热未及时清解，易化火内传或直入心营，生痰动风，导致气营（血）两燔，痰热闭窍，风火相扇等严重病变，此时病情已十分危重。若暑热之邪直迫血分，则致咯血，吐血或内发斑疹。暑温后期，一般表现为邪热渐退，但津气未复，而呈现津气耗伤或兼余邪未尽的证候。若在病程中抽搐、昏迷时间较长者，后期可能出现痴呆、失语、瘫痪等后遗症。

夏季天气炎热，雨水充沛，湿气亦重，暑热之气自上而下，直射地表，地中湿气则受暑热之气而上蒸。故暑热实邪易与湿邪相兼，夹杂而至，形成暑湿病邪，故有暑必夹湿的特征。

小儿体虚，不耐暑邪，暑热之邪可直中于心，中医认为心主神明，心气充沛，人的意识清醒，暑气通于心，出现猝然倒地、昏厥、意识不清等表现，故有暑易犯心的发病特点。

（二）病证辨识

1. 暑入阳明证

出现在暑温的早期，表现为壮热，汗多，头痛且晕，面赤气粗，口渴，齿燥，或背微恶寒，苔黄燥，脉洪数。

2. 暑伤津气证

身热，心烦，小便黄，口渴，汗出不停，气短，呼吸加快，精神疲惫，脉虚无力。此证患儿平素气短懒言，精神较差，容易疲劳，稍稍活动即大汗淋漓，面色少华，毛发不泽，头晕健忘，大便正常，夜间汗多。

3. 暑入心营证

发热，情绪烦躁，哭闹不安，夜间难以入眠，严重者出现胡言乱语，神志不清，呼唤不能应答，舌红绛，脉细数。

4. 暑热动风证

暑热之邪不解，引动肝风，或突然发病，出现身热盛，体温高，手足抽搐，严重者角弓反张，神志不清。

5. 暑入血分证

发热难解，情绪烦躁，或意识不清，胡言乱语，全身满布暗红或紫色斑疹，或出现吐血、咯血等各种出血表现。

6. 暑伤心肾证

多出现在本病的后期，此时身热已不甚，心烦易怒，口渴欲饮水，皮肤四肢麻痹，舌绛，齿黑口唇干裂起皮，苔少或无苔，脉虚弱。

7. 余邪留滞证

本病后遗症期，可见痴呆、失语、失聪等症，或手足瘫痪，肢体颤动等症。

（三）防病要点

本病发病迅速且病情急重，重在病后防变，一旦发病要及时就医，避免留下后遗症。

1. 避免蚊虫叮咬

蚊子可传播疟疾、乙脑、黄热病、登革热、基孔肯雅热、寨卡病毒等多种疾病。防蚊灭蚊可以切断传播途径。如在儿童房间加装纱门纱窗，以阻止蚊虫长驱直入。清除滋生地，家庭花瓶和水养植物至少每星期彻底换水一次，要彻底清理空调托盘、花盆底碟的积水，瓶子有盖子的要盖上。每周检查卫生间和厨房的地漏或者更换具有防渗等功能的安全地漏，保持地漏处无积水，并时常喷洒杀虫剂，不给蚊子生存空间。夏日天气炎热，厨房的垃圾尽可能每日清理，家庭最好选用有盖的垃圾桶，减少害虫的繁育。

2. 及时接种疫苗

乙脑疫苗是预防流行性乙型脑炎的有效措施，乙脑灭活疫苗和乙脑减毒活疫苗均可有效地起到保护作用。儿童应按时接种乙脑疫苗，如有感冒或发热可择日接种。如果未及时接种乙脑疫苗，在 7～9 月份需注意尽量避免蚊虫叮咬。

3. 避免高温外出活动

高温天气宜居阴凉通风处，备有空调或风扇，室温维持 25℃～30℃，保持安静，光线柔和，减少热辐射。外出活动宜带白开水或清暑饮料，如菊花茶、绿豆汤等。

（四）防病方法

1. 辨证防病

暑犯阳明证患儿可选用白虎加人参汤；津气耗伤证患儿可选用清暑益气丸；暑入心营证患儿宜用清开灵颗粒或至宝丹；暑热动风证可服用羚角散（山羊角）或紫雪丹。本病病情急重，需要及时就医，并在医生指导下用药。

2. 药膳防病

（1）绿豆莲子粥：绿豆30g，莲子（去心）50g，粳米50～100g，先浸泡绿豆，泡好的绿豆加入莲子与粳米，小火煮烂成粥，放白糖或冰糖调味，日服1次，连服数日。具有清热消暑安神作用，用于暑入心营证患儿的预防。

（2）莲子太子参粥：莲子15g，太子参10g，扁豆花10g（布包），冬瓜100g，粳米50g，同煮粥食用，日服1次，连服数日。具有清热消暑养阴功效，用于暑入心营证或暑伤津气证患儿的预防。

（3）冬瓜薏苡仁汤：冬瓜150g，薏苡仁100g，猪瘦肉适量。苡米瘦肉煮熟后加入冬瓜煮10分钟，加入适量盐，即可食用。日服1次，连服数日。具有清热消暑作用，用于暑入心营证患儿的预防。

（4）三鲜蜂蜜代茶饮：鲜荷叶、鲜竹叶芯、鲜薄荷各30g，捣碎加水煎煮约10分钟，冷却过滤后加入适量蜂蜜搅匀。日服1次，连服数日。具有清热消暑安神作用，用于暑入心营证和暑入阳明证患儿的预防。

（5）荷叶冬瓜皮茶：取新鲜的荷叶两张，新鲜冬瓜皮适量，洗净后煎汤500mL左右，过滤后冷却依个人喜好调入蜂蜜。日服2～3次，连服数日。具有清热消暑功效，用于暑入心营证或暑入阳明证患儿的预防。

3. 其他方法

（1）贴敷法：生大蒜捣碎，加醋调稠如硬币大，贴在涌泉穴，贴1～2小时揭去。若贴后皮肤发红，局部出现小疱疹，可提前揭去。

（2）推拿法：出现发热的患儿可推天河水、清肺经、开天门。当患儿出现高热，精神不振时，应及时就医，以免延误病情，在医生指导下用药。若孩子不幸感染暑温，留下肢体感觉运动障碍后遗症，也不应轻易放弃，积极进行康复治疗，通过后期的功能锻炼亦能恢复一部分功能。

（五）调养护理

1. 及时增减衣物

夏季天气炎热，孩子在气温变化的时候需要及时增减衣服。在冷气开放的环境时，时间一长会感觉稍微有点冷，尤其是年幼者。这时妈妈们可以选择给孩子穿着纯棉材质的短袖和七分的中裤，一定要记得给孩子穿上袜子。在炎热的室外要视宝宝的出汗情况而脱减衣服，户外玩耍可以带上透气性好的遮阳帽，既可以挡住强烈的日光照射，也能防止中暑。

2. 日常饮食调养

夏季是阳气最盛的季节，人体出汗过多而容易丢失津液，要注意补充水分。夏季暑热，人的脾胃消化功能相对较弱，应适当吃些清热解毒的食物，蔬菜类如茼蒿、芹菜、小白菜、香菜、苦瓜、竹笋、黄瓜、冬瓜等；鱼类如青鱼、鲫鱼、鲢鱼等。这些食物能起到清热解暑的作用，对中暑和肠道疾病有一定的预防作用。

夏季饮食宜补气，可适当选择一些滋阴补气的食物，如胡萝卜、菠菜、花生、番茄等。多食杂粮、蔬果但生冷瓜果要适可而止，不可过食，以免过于寒凉，损伤脾胃。夏季暑热伤阳应以补气养阴、清暑热为主，如冬瓜、西瓜、莲藕、鸭肉等，不宜多食温补、滋腻厚味之品。

夏日的冷饮、冰淇淋等往往是小儿最爱，但过食寒凉会损伤脾胃，应注意适可而止，以免伐伤阳气。冷饮和冰淇淋往往含有大量糖分，易引起儿童肥胖，故需注意不要摄入过多。

3. 生活起居调护

应尽量避免在烈日等高温环境暴晒，合理地使用空调、电风扇等降温设施，保持空气流通新鲜，一般室内外温差在5℃～10℃为宜，保持室温25℃以上，孩子睡眠时不宜将空调或风扇直接对着吹。夏季多汗易伤阳，应避免出汗过多，汗出湿身时要避免吹风或吹冷气。

4. 运动锻炼养生

避开正午时分，夏天亦适合户外运动。游泳是适宜的夏天运动。家长带小朋友游泳时，最好带一条大浴巾，既可以在小儿嬉水结束后快速擦干小儿身上的水分，防止受风着凉，晒阳光浴时，还可以充当遮阳伞。

5. 情志兴致调节

《黄帝内经》说夏天应该"使志无怒，使华英成秀。使气得泄，若所爱在外。此夏气之应，养生之道也"，意思是说，在夏天要使人的精神像自然界的万物一样郁郁葱葱，蓬勃向上，心情愉悦，切忌发怒，使机体的气机宣畅，这是适应夏季的养生之道。

二十二、夏季热

夏季热又名"暑热证"，是婴幼儿时期一种特有的疾病，以长期发热、口渴多饮、多尿、少汗或无汗为主要症状。本病好发于我国东南及中南地区，与气候有密切关系，发病时间集中在 6～8 月份，在南方因夏季炎热时间较长，发病时间及病程也相应更长。但在秋凉以后，症状多能自行消退。有的患儿可连续多年发病，也有逐年递减，呈连续下降趋势。

（一）疾病特点

暑天缓慢起病，患儿体温随着气温的升降而升降（呈正相关性），一般波动在 38～40℃之间，出现高热时仅在头部稍有汗出，甚至无汗。发热持续不退时可伴有食欲减退，形体消瘦，面色少华，或倦怠乏力、烦躁不安等症，但较少出现惊厥。发热期长达 1～3 个月，等到秋凉以后，体温可自行恢复正常。在夏季热期间，患儿表现为口渴症状逐渐明显，饮水量逐日递增，每日饮水可在 2000～3000mL 左右，小便清长，次数频繁，每日多达 20～30 次，甚则随饮随尿。

（二）病证辩识

1. 暑伤肺胃证

常见入夏后体温渐高，发热持续，气温越高，体温越高，皮肤灼热，少汗或无汗，口渴引饮，小便频数，甚则饮一溲一（与"随饮随尿"近义），精神烦躁，口唇干燥，舌质稍红，苔薄黄。

2. 暑湿伤脾证

发热或高或低，或身热不扬，口渴欲饮，倦怠乏力，面色苍黄，饮食不振，大便不调，小便清长，舌质淡，苔薄腻。

3. 上盛下虚证

精神萎靡或虚烦不安，面色苍白，下肢清冷，小便清长，频数无度，大便稀溏，身热不退，朝盛暮衰，口渴多饮，舌质淡，舌苔薄黄。

4. 热留阴分证

暮热晨凉，手足心热，灼热无汗，口渴引饮，小便淡黄而频数，面色黄瘦，精神烦倦，舌质红绛，无苔或少苔。

（三）防病要点

夏季热的预防应以增强体质为首，调整夏季饮食和居住环境为辅。

1. 加强身体锻炼

对曾患有"夏季热"的孩子们，妈妈们需要特别的留心，因为明年的夏季"它"很可能会卷土重来。所以在此之前，妈妈们要做的第一件事就是要鼓励自家的小朋友投入大自然的怀抱，在阴凉、通风的地方（如树荫底下）进行散步、慢跑等较为舒缓的户外活动，借此提高对外界的适应能力。

2. 注意个人卫生

首先，妈妈们需要在衣着上多花些心思，不要因为夏季是细菌繁衍的高峰期就把孩子包得密不透风，应选择柔软舒适、宽松透气的衣服为佳。其次，要按时清洁孩子表面皮肤，以及勤换衣服和尿布。夏季宜增加孩子洗温水浴的次数，可促进皮肤血管的扩张达，到散热的效果。

3. 适宜的居住环境

患儿发热期间，妈妈们可以采取空调或存放冰块的方式来降低室内的温度，保持在 25℃ ～ 28℃ 为优。当孩子们外出游玩回来之时，切记不要让他们立刻进入空调房间，最好先停留在没有空调的房间适应一段时间再行进入。注意通风，保持室内凉爽、空气清新也是预防夏季热不可或缺的一点。

4. 饮食清淡

关于宝宝们的饮食，形式上宜"清淡"，内容上宜"丰富"。推荐高蛋白、富含维生素而又易于消化的流质、半流质食物，如乳类、蛋类、肉类、新鲜蔬菜、水果等。多饮用如西瓜汁、绿豆汤、冬瓜汁、金银花露、酸梅汤类的消暑清心之品，尽量少吃油腻和辛辣刺激的食物。

（四）防病方法

1. 辨证防病

可根据病证辨识中药内服。暑伤肺胃证患儿可用复方金银花冲剂、双清口服液和金梅清暑颗粒等制剂；上盛下虚患儿可用二仙口服液配合银黄口服液、人参固本口服液配合双黄连口服液、鹿茸口服液配合清开灵口服液等制剂。此外，六一散、清暑益气丸、补中益气丸及参苓白术散等制剂作为辅助药品，做到未病先防，预防发作，具体用药请在中医儿科医生指导下使用。

2. 药膳防病

（1）马齿苋饮：将鲜马齿苋 250g 煎汤代茶饮服，日服 1 剂，分多次服用，连续数日到数周，具有清热祛湿、利尿止渴功效，用于暑伤肺胃证患儿的预防。

（2）玉米须饮：玉米须 30g 煎汤代茶饮服，日服 1 剂，分多次服用，连续数日到数周。具有清热利湿功效，适用于暑伤肺胃证中热势不退、口渴、饮水多的患儿预防。

（3）翠衣饮：将鲜西瓜皮 100～150g，麦冬、淡竹叶各 10g，甘草 6g 煎汤代茶饮服，日服 1 剂，分多次服用，连续数日到数周。具有清热利湿功效，用于暑伤肺胃证患儿的预防。

（4）益气清暑粥：将北沙参 10g，石斛 10g，知母 5g 布包加水煎 30 分钟，去渣留汁备用。再将西洋参 1g 研成粉末，与粳米 30g 加入药汁中熬成粥，加白糖调味，早晚服用。日服 1～2 次，连续数日到数周，具有清热生津止渴作用，用于暑伤肺卫夏季热患儿的预防。

（5）百合绿豆汤：鲜百合 50g，绿豆 30g 和冰糖适量煎汤代茶饮服，日服 1 剂，分多次服用，连续数日到数周。具有清热解毒、生津止渴功效，用于暑伤肺胃证患儿的预防。

3. 其他方法

（1）艾灸法：取足三里、中脘、大椎、肺腧、风池、合谷等穴位，下虚者可加关元、肾俞，艾条灸每穴位 2～3 分钟，每日 1 次，7 次一疗程，一般 1～2 个疗程。在好发季节前做预防性治疗。

（2）推拿法：推三关，退六腑，分阴阳，清肺金，清开河水，按揉内庭、足三里、解溪、阴凌泉、摩气海、关元。每日 1 次，7 次一疗程，适合于暑伤肺卫证儿童。

（3）药浴法：将香薷 6g，银花 9g，鲜扁豆花 9g，厚朴 6g，连翘 6g 打粉后布包，置于浴盆。隔日一次，一般 3～6 次为一个疗程。

（五）调养护理

1. 襁褓衣着护理

在蛙鸣虫蜩的夏夜里，需要妈妈们付出比以往更多的耐心，不时地给进入香甜梦乡的孩子翻身、擦汗。千万不可放任孩子裸睡，使他们的皮肤失去保护罩，直接感受夏热暑湿的刺激。

2. 日常饮食调养

夏季热发生多与小儿体质因素相关，可根据小儿体质辨识进行饮食调养。

（1）暑伤肺胃证患儿，多进食益气生津，清热利湿之品，如冬瓜、苦瓜、金针菜、绿豆、荷叶、乌梅、莲子、蜂蜜、甘蔗汁、西瓜、西洋参、小米、粳米、新鲜蔬菜和水果都是很好的选择。不宜过饱、进食生冷食品或凉饮。

（2）上盛下虚证患儿，可适当地进食清热护阴之品，如桃子、绿豆、百合、白木耳、甲鱼、黄鳝、太子参、铁皮石斛、冬虫夏草、鳖甲、黄芪等，忌食肥甘油腻难以消化和腐败变质之物。

（3）暑湿作脾证患儿，应进食益气健脾之品，如樱桃、苹果、南瓜、紫菜、发菜、荠菜、菠菜、莲藕粉、甘薯、粳米、小麦、糯米等。少食滋腻之物，多选择营养丰富而易于消化的食物，必要时可进食少量的补气药膳调养身体。

3. 生活起居调护

即使是炎炎夏日，也不可让孩子当风而眠，对于脏腑娇弱的婴幼儿要谨慎对待，不能让孩子躺在冰凉的地方贪风饮冷，以免风邪侵入的忧患。室内空气要流通，保持凉爽，对已患过本病的小儿，在次年夏天来临时，可移居清凉透气的地方。同时服用清暑、益气、健脾的药物，有条件时可合理使用空调，以降低环境温度，减轻患儿发热程度。

4. 运动锻炼养生

烈日当空，孩子的锻炼可从闷热的室外转向相对阴凉的、空气流通的室内。亦可将锻炼的时间由白天推至傍晚，比如选择在晚餐后进行适当的锻炼，既能促进食物在胃肠道内的排空，又可以达到增强体质的目的。

二十三、中　暑

中暑是由于夏令长时间在烈日下暴晒或在高温下学习、游戏，一时暑热内闭而得的一种暑病。以突然头昏身热、口渴多汗，闷热，手足微凉，甚则突然晕倒，神昏抽搐为主要特征。夏季是中暑的高发季节。暑乃夏之主气，为火热所化，因暑邪发生于夏至之后，立秋之前，故有明显的季节性，独见于夏令。

（一）疾病特点

中暑发生前多有先兆症状，如大量出汗，口渴，全身软弱，四肢无力，头晕，头痛，恶心，体温正常或略有升高（不超过 37.5℃）。若继续在高温环境下，则可发生中暑。轻度中暑表现：除有先兆症状外，体温上升 38.5℃ 以上，面色潮红、皮肤灼热，或伴有呼吸及循环衰竭的早期症状，如面色苍白，恶心呕吐，大量出汗，皮肤湿冷，血压下降和脉搏细弱而快等情况。重度中暑除有上述表现外，还有汗闭高热，体温在 40℃ 以上，患儿可有昏倒或发生痉挛，或皮肤干燥无汗等症状。

（二）病证辨识

1. 阳暑证

发热，面赤，汗多，体倦，口渴多饮，头昏头痛，烦躁不安，舌红，苔黄。

2. 阴暑证

恶寒发热，无汗，身重头痛，神疲肢倦，恶心欲呕，腹痛吐泻，舌淡，苔白腻，脉浮，指纹红滞见于风关。

3. 气阴两伤证

身热汗多，口渴引饮，面赤气粗，体倦少气，大便燥结，小便短赤，舌质红。

4. 气虚欲脱证

面色不华，头晕心悸，精神萎靡，汗出肢冷，发作时昏倒在地，气息短促，舌质紫暗，苔白腻。

5. 肝风内动证

高热神昏、四肢抽搐，头项强直，甚至角弓反张，牙关紧闭。

6. 逆传心包证

猝然昏倒或昏狂谵语，手足痉挛，高热无汗，体若燔炭，烦躁不安，胸闷气促，舌绛起刺，脉洪大而滑数。

（三）防病要点

夏季热浪滚滚，暑气逼人，应避之有时，谨防中暑。根本在于改善外环境，同时加大对中暑防治知识的宣传。

1. 未病先防

一是要保持室内通风降温；二是多让孩子吃些富含维生素和水分的瓜果，喝些清热解暑的饮品或清粥，少吃油腻、煎炸或刺激性食物，以适应夏季胃肠的消化功能；三是注意补充水分，不要让身体因散失过多水分而脱水，进而引发中暑，出汗较多时，最好及时补充水和电解质，饮用含盐饮料；四是合理安排作息时间，不宜在炎热的中午、强烈的日光下活动，户外活动最好安排在清晨或者黄昏后，保持充足的睡眠；五是保持情绪的稳定。

2. 既病防变

（1）先兆中暑：此时不要着急，应迅速将患儿转移至通风、阴凉、干爽的地方或空调房间（温度不宜太低，保持在 23℃～27℃），使其平卧休息并解开衣扣，如衣服被汗水湿透应更换衣服。同时打开电扇以便尽快散热，但风不要直接朝宝宝身上吹。予以饮用防暑药品或饮品（如十滴水、仁丹、藿香正气水、绿豆汤等）。短时间内症状即可消失。

（2）轻度中暑：在先兆中暑处理措施的基础上可用湿毛巾冷敷头部、腋下以及腹股沟等处，或可用温水擦拭全身，同时进行皮肤、肌肉按摩，加速血液循环，促进散热。一般在休息后体温可在 4 小时内恢复正常。

（3）重度中暑：应迅速降温，保持患者呼吸道通畅，及时送患儿到就近医院进行治疗。

（四）防病方法

1. 辨证防病

阳暑证患儿可用中成药清暑解毒颗粒、六一散、仁丹、无极丹、十滴水；阴暑证患儿可用藿香正气水（丸）；气阴两伤证、气虚欲脱证患儿可用生脉饮口服液；肝风内动证患儿可用暑症片、避瘟丹；逆传心包证患儿可用安宫牛黄丸、行军散等。具体用药请在中医儿科医师指导下用药。

2. 药膳防病

在主食方面，宜多给孩子做一些汤、粥，如小米粥、西瓜水、绿豆汤、酸梅汤等。这些汤粥，既可以解渴，补充孩子体内损失的水分，又可清热解表。

（1）解暑利湿薏米茶：薏苡仁100g，干荷叶25g，干山楂片50g。锅烧热，放入薏米仁，小火炒至微黄，盛出晾凉。将适量干荷叶、干山楂片以及炒好薏苡仁，加水适量，大火烧开，转小火炖煮20分钟即可。少量频服，连服7日。具有清热解暑、健脾利湿功效，用于阳暑证患儿的预防。

（2）绿豆薏仁水鸭汤：水鸭半只，绿豆30g，薏苡仁30g，陈皮少量、盐少许。水鸭用水余烫，与洗净的薏仁、绿豆、陈皮一起放入砂锅中，加水，大火煮二十分钟，撇去浮油，小火煮两个小时，出锅前加少许盐调味即可。日服2次，1周2日。具有止渴消暑、利尿润肤功效，用于阳暑证患儿的预防。

（3）八宝清暑粥：桂圆肉10g，莲子肉10g，花生10g，麦冬10g，芡实10g，绿豆30g，蜜枣10个（去核）；糯米50g。加水适量，熬煮成粥，待凉后食用。日服2次，连服3日。具有醒脾健胃，清热祛暑功效，用于阴暑证患儿的预防。

（4）三鲜露：鲜荷叶、鲜竹叶、鲜薄荷叶各30g，加水2000mL，煎煮15分钟后过滤，滤汁加入适量蜂蜜（或白糖）搅匀，晾凉后代茶饮。少量频服，连服7日。具有清热防暑、生津止渴功效，用于气阴两伤证患儿的预防。

（5）绿豆粥：粳米250g，绿豆100g。加水适量，共煮成粥。日服2次，连服7日。具有清暑、健脾、解毒功效，用于气阴两伤证患儿的预防。

（6）菊花薄荷茶：薄荷6g，菊花6g。放入杯中，注入开水，焖3分钟，晾凉后代茶饮。少量频服，连服7日。具有疏风散热、清利头目功效，用于肝风内动证患儿的预防。

（7）竹叶粥：竹叶10g（鲜者加倍），大米50g，白糖适量。将竹叶洗净，放入锅中，加清水适量，浸泡 5～10 分钟后，水煎取汁，加大米煮粥，待熟时，调入白糖，再煮沸即成。日服 2 次，连服 3 日。具有清热利湿，除烦安神功效，用于逆传心包证患儿的预防。

3. 其他方法

（1）物理降温：先用温水再用冷水毛巾擦浴全身。对于体质较好、年龄偏大儿童亦可用井水、冰水或 35% 乙醇浸湿毛巾擦浴，擦到皮肤潮红，并不断按摩四肢，以防周围循环不良。并在头部、额部、两侧颈部、腋下、腹股沟处置放冰袋，应观察患儿有无寒战反应，不能强行过急降温退热。

（2）刮痧法：选取颈部、脊柱两侧足太阳膀胱经进行刮痧，合谷、曲池进行揪痧。刮痧时运用刮痧板或汤匙，暴露刮痧部位，涂抹刮痧油润滑，刮痧板与皮肤成 60°～90° 角下压，单方向刮，每一部位刮 10～20 下；揪痧则是食中二指屈曲如钩，蘸水夹揪皮肤，瞬间用力再松开，一揪一放，同一部位揪、放 6～7 下，以皮肤出现痧点而无皮破为度。每次间隔 2～3 天，注意保暖。

（3）推拿法：清肺平肝 2 分钟，掐揉二扇门 2 分钟，推上三关 2 分钟，打马过天河至局部潮红，水底捞月 1 分钟，捏挤大椎至局部潮红，提捏肩井 3～6 次。治疗轻、中度中暑。若出现晕厥、四肢抽搐、口唇发绀者，请及时送医救治。

（4）拔罐法：选用适宜大小的玻璃罐，以闪火法吸附于大椎穴，持续 1～5 分钟。

（五）调养护理

1. 襁褓衣着护理

婴儿在襁褓之中不应捂得过于严实或紧拥在母亲怀中。在炎热天气应

穿宽松透气、单薄的浅色服装以利散热。烈日下做好遮阳措施，例如戴帽子，遮阳伞等。炎热季节穿单薄、浅色、宽松的衣服，

2. 日常饮食调养

夏季气候炎热，汗出较多，影响食欲，故饮食上应注意清热解暑、养阴生津、醒脾开胃。

（1）三餐清淡，少吃煎炸辣烤、肥甘厚腻之品，多食一些消暑清淡和富含维生素的蔬菜和水果，如西瓜、西红柿、黄瓜、冬瓜、丝瓜、荸荠、梨、苦瓜等；多吃酸味食物，如柠檬、草莓、乌梅、葡萄、山楂、芒果等，饭菜中加点醋；多吃含钾食物，如瘦猪肉、动物内脏、水鸭、鱼、虾、鳝鱼、花生、豆类、红枣、菠菜、马铃薯、蘑菇、海带、香蕉、苹果等。

（2）补充水分，适量服用解暑汤，如绿豆汤、绿豆粥、绿豆百合粥、南瓜绿豆汤、冬瓜汤、金银花露、芦根水、酸梅汤等。

3. 生活起居调护

房间应定时开窗通风，设置遮阳窗户。合理安排宝宝的作息时间，起居有常，劳而不倦。出行应尽量避开正午前后时段，适当增加宝宝午睡的时间。每天勤洗澡、擦身。如果是带宝宝参加野外活动、外出旅游或观看露天体育比赛，一定要带上防暑工具，不要让宝宝在太阳下长时间曝晒，并注意到阴凉下休息。

4. 运动锻炼养生

休息的同时，宜适当进行一些锻炼。夏天不提倡运动量过大的户外活动，建议选择游泳、早晚慢跑。尤其是小宝宝，建议以室内活动为主，避免皮肤直接暴露在阳光下。活动时间注意避开炎热的时段。

夏季炎热的天气更易引起小孩情绪波动，使人急躁发怒，情绪紧张，很容易"上火"，从而引发各种疾病。故需调摄精神，戒躁戒怒，少打骂，保持平稳心态。

二十四、秋　燥

燥是秋季的时令主气。在秋季，因气候较为干燥，机体津液容易耗伤，出现各种干燥症状，如皮肤干燥或皲裂，口鼻干燥，咽干口渴，舌干少津，大便燥结，毛发无光泽等。因为气候有偏寒偏热之不同，所以秋燥又有温燥和凉燥之别。现代医学认为，所谓秋燥，是由于空气湿度过低引起的，干燥的空气影响人体的皮肤和呼吸道黏膜的湿度，使皮肤干燥，肺功能受抑，组织氧化不足，从而容易出现干燥或炎症。稍有疏忽，便会引起气管炎或支气管炎，出现燥咳。

（一）疾病特点

《内经》云："燥胜则干。"燥邪易从口鼻而入，伤津耗液，表现为体表肌肤和体内脏腑缺乏津液、干枯不润的症状，如口鼻干燥、鼻衄、皮肤干燥皲裂等。小儿脏腑娇嫩，形气未充，各种生理功能还未健全，尤其肺常不足，肺为娇脏，抗病能力低下，最易受燥邪伤害而出现干咳少痰的呼吸道症状。同时燥邪易损伤阴液，表现为大便干结、小便短黄甚至因肝阳上亢而导致烦躁易怒等。

秋季的燥邪随着气候的不同，把秋燥分为温燥与凉燥两种。温燥为初秋感受燥邪，带有夏暑的余热，燥与温热结合而致病，症见发热，微恶风寒，头痛，干咳少痰痰粘难咯，咽干口燥，小便短赤，大便干结。凉燥，多为晚秋感受燥邪，深秋带有近冬的寒气，久晴无雨但天气转凉，燥与寒结合而致病，症见恶寒，微有发热，鼻塞流涕，咽痒咳嗽，痰白而稀，头微痛，无汗。

（二）病证辨识

1.肺阴虚证

干咳无痰，或痰少而黏，口燥咽干，甚则痰中带血，声音嘶哑。舌质红少津、苔薄或黄。

2.脾胃阴虚证

胃脘隐痛，饥不欲食，口唇干燥，大便干结，或脘痞不舒，或干呕呃逆。舌红少津、苔薄。

3.肝阴虚证

头晕耳鸣，两目干涩，视力减退，面部烘热，咽干，或胁肋隐隐灼痛，或手足蠕动。舌红少津、苔薄。

4.肾阴虚证

发育迟缓，可见五迟五软，甚则智力不如同龄儿童，头发稀少色黄，头晕耳鸣，失眠健忘。舌红少津、苔薄。

5.心阴虚证

心悸，失眠、多梦，健忘、眩晕，心烦不宁，口舌生疮。舌红少津、苔薄。

（三）防病要点

秋燥的预防最关键在于避免燥邪损伤机体阴液。除了多饮水以补充水分外，还应注意以下几点：

1. 预防皮肤、黏膜干燥

秋季风大时尽量不出门，避免儿童的皮肤长时间暴露在干燥的空气中。在房间里放一个加湿器，或者放一盆清水，以增加空气的湿度。

2. 防治呼吸道感染

小儿呼吸道相对狭窄，黏液腺分泌不足，容易造成气道干燥，故应注意气候影响，做好防寒保暖工作，要特别注意增减衣服，必要时可服用调节机体免疫力的药物。一旦发生呼吸道感染，要积极治疗和清除感染病灶。

3. 避免烟雾或者刺激气体

应保证居室内通风良好，避免抽烟或其他刺激气体刺激小儿呼吸道引起呛咳。

（四）防病方法

1. 辨证防病

秋燥患儿，日常可根据体质辨识进行中药内服。肺阴虚证患儿可用养阴清肺口服液；脾胃阴虚证患儿可用生脉饮口服液；肝阴虚证患儿可用左归丸；肾阴虚证患儿可用知柏地黄丸；心阴虚证患儿可用天王补心丹。具体用药请在中医儿科医生指导下使用。

2. 药膳防病

（1）川贝雪梨汤：雪梨 1 个，川贝母 6g。将雪梨挖去核，川贝纳入梨中，盖好孔，用白线扎好，放锅内水炖，约 1 小时左右，梨熟烂，饮汤食用，日服1次，连服3~5天。具有润肺止咳功效，用于肺阴虚证患儿的预防。

（2）沙参玉竹老鸭汤：老鸭一只、沙参20g、玉竹20g。将老鸭洗干净，切块，沙参、玉竹与鸭块共放锅里加清水，武火煮开，改文火烧2个小时。日服2次，连服数天。具有养阴益胃功效，用于脾胃阴虚证患儿的预防。

（3）桑葚粥：桑葚30g（鲜桑葚用60g），糯米60g，冰糖适量。将桑葚洗干净，与糯米同煮，待煮熟后加入冰糖。日服1次，连服数天。具有滋养肝阴功效，用于肝阴虚证患儿的预防。

（4）黑芝麻枣粥：粳米100g，黑芝麻50g，红枣若干，冰糖适量。黑芝麻炒香，碾成粉，锅内水烧热后，将粳米、黑芝麻粉、红枣同入锅，先用大火烧沸后，再改用小火熬煮成粥，食用时加冰糖调味即可。日服2次，连服7天。具有滋阴养肾功效，用于肾阴虚证患儿的预防。

（5）冬虫夏草淮山鸭汤：虫草15g，淮山20g，鸭一只。将鸭切块，和虫草、淮山放入锅内隔水炖熟，加点调味即可。日服2次，连服7天。具有益气补肺养阴功效，用于肺脾气虚证患儿的预防。

（6）酸枣仁粥：酸枣仁30g，粳米100g。酸枣仁捣碎浓煎取汁，粳米煮半熟时加入酸枣仁汁。煮熟食用。日服1次，一年四季可经常服用。具有养心安神功效，用于心阴虚证患儿的预防。

3. 其他防病方法

（1）推拿法：①补肺经：小儿无名指螺纹面旋推。每日1次，每次旋推200~400回，疗程为14天。②按迎香：将食指尖置于迎香穴（面部鼻翼旁开约0.5cm的皱纹中凹陷点），做旋转揉搓。每日1~2次，每次1~2分钟，疗程7~14天。在秋季前做预防性治疗。

（2）药浴法：干桑叶250g，用凉水浸泡半小时后加水煎半小时，将药汁倒入澡盆即可。隔日1次。尤适宜秋季使用，因为桑叶有润燥润肺的作用，同时还可滋润肌肤。

（五）调养护理

1. 襁褓衣着护理

秋季昼夜温差大，应注意衣着及时增减，不可过暖或过寒。尤其是注意背、腹部及双足的保暖，特别是夏天有光脚习惯的儿童，在秋季要穿上棉袜。而衣物够不够保暖可以通过触摸孩子的手和脚来判断，如果孩子的手心出汗，则表示穿的太多，孩子四肢温暖，则表示穿的刚刚好，而如果孩子的四肢摸起来偏凉，则表示穿得太少，需要加衣服了。另外，一场秋雨一场凉，入秋后的温度总是难以预料的，一会儿很冷一会儿很热，因此如果出门在外，需要多带一件衣服以防天气突然转冷。而在衣物的选择上，尽量不要穿化纤衣服，因秋天干燥，化纤衣服不通气，容易加重孩子皮肤干燥的情况，也不要穿高领毛绒衣物，容易引起颈部瘙痒或荨麻疹。

2. 日常饮食调养

秋季为阴气渐盛之季，燥气当令。阴虚体质因其本身阴液不足，尤易感受燥邪而发病。秋季饮食不宜辛燥，口味不宜过重，应注意液体的补充，最方便也最有效的补水方法就是多喝白开水。

（1）肺阴虚证患儿，饮食调养要注意滋阴润肺，可多食梨子、芝麻、萝卜、柿子、甘蔗、甜瓜等。

（2）脾胃阴虚证患儿，可多食健脾养胃、清热生津的食物，如：山药、莲藕、猴头菇、扁豆、板栗、黄瓜、蜂蜜、萝卜、银耳等。但也避免过食生冷寒凉之品。

（3）肝阴虚证患儿，宜多食滋阴柔肝之物，如：甲鱼、枸杞、桑葚、海参、鲈鱼、葡萄等。

（4）肾阴虚证患儿，可多食滋肾养阴的食物，例如：黑木耳、黑芝麻、黑豆、百合、牡蛎、冬虫夏草等。

（5）心阴虚证患儿，可多食养心宁神的食物，例如：酸枣、黑枣、牛奶、鸡蛋、阿胶等。

3. 生活起居调护

小儿皮肤娇嫩、黏膜薄且血管丰富，一旦天气变得干燥，很容易出现皮肤脱屑、起皮、皲裂，口唇、鼻腔干燥甚至出血，因此有条件的家庭可以准备加湿器保证居室内空气湿度，出门要在小儿脸部、双手等暴露部位涂抹儿童专用润肤品，同时督促孩子改掉舔嘴唇、用嘴呼吸的习惯，若出现嘴唇脱皮，不要撕拉，可以给小儿准备一支专用的润唇膏，饭后、临睡前涂抹。感觉鼻腔干燥的小儿可用棉签蘸取少量婴儿油或润肤露，轻轻在孩子鼻腔前部涂抹，以防鼻腔出血。

4. 运动锻炼养生

秋高气爽，是进行户外锻炼的大好时机，应多出户外活动，呼吸吐纳，增强肺系功能及抗病能力，这样不仅能有效地抵御燥邪的侵袭，还对冬天多发的呼吸系统疾病有良好的预防作用。

5. 情志兴致调节

秋与悲忧相对应，应保持心态愉悦，防止忧思过度。另外，秋天阳气收敛，应避免过喜过悲，培养平和的心志。

小贴士

为什么有的小儿秋季好生病

很多家长有疑问，孩子整个夏天都没有生病，为什么到了秋季，气候没那么炎热了，反而容易生病了呢？

首先，这和小儿自身的生理特点有关，小孩子的呼吸道黏膜较薄，分泌黏液比成人少，加之秋天气候因素，使得气道更加干燥，各种致病菌更易通过鼻腔进入呼吸道，且气管纤毛运动较差，清洁和排出的功能也较差，故容易生病。其次，每年的9月是开学的日子，孩子们重新走进教室开始了新学期，但他们还没学会如何照顾自己，不能及时增减衣物，没有及时补充水分，都增加了患病的机会。另外，孩子们一起玩耍，共用玩具，又没有常洗手的习惯，又给了细菌、病毒从口而入的机会。

因此，多喝水、勤洗手、及时增减衣物，做好最基本的三件事，就可以让孩子患病的几率大大降低了。

附一　小儿常用穴位示意图

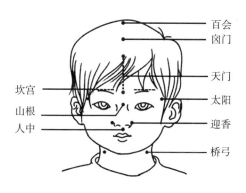

图1　面部穴位

百会
囟门
天门
太阳
迎香
桥弓
坎宫
山根
人中

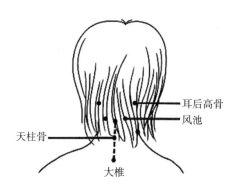

图2　颈项部穴位

耳后高骨
风池
天柱骨
大椎

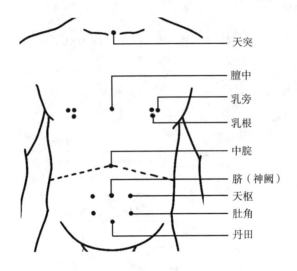

图3　胸腹部穴位

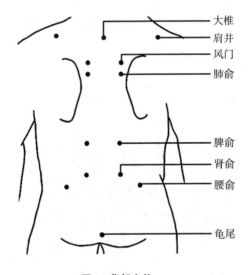

图4　背部穴位

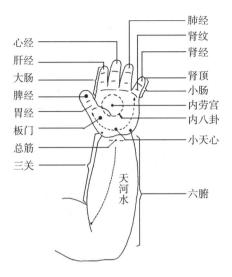

心经
肝经
大肠
脾经
胃经
板门
总筋
三关

肺经
肾纹
肾经
肾顶
小肠
内劳宫
内八卦
小天心

天河水

六腑

图5　上肢穴位（掌面）

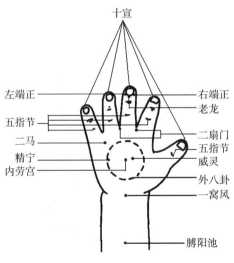

十宣

左端正
五指节
二马
精宁
内劳宫

右端正
老龙
二扇门
五指节
威灵
外八卦
一窝风

膊阳池

图6　上肢穴位（背面）

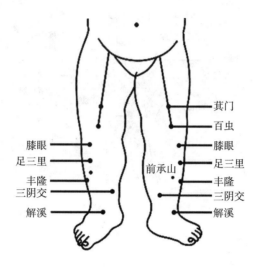

图7　下肢穴位（腹面）

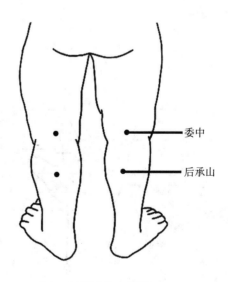

图8　下肢穴位（背面）

附二　家庭常用小儿中成药

感冒常用药				
药品名称	主要药物	功能主治	用法用量	注意事项
小儿感冒颗粒	广藿香、菊花、连翘、大青叶、板蓝根、地黄、薄荷、石膏等。	小儿风热感冒,症见发热、头胀痛、咳嗽痰黏、咽喉肿痛;流感见上述证候者。	每袋12g。1岁以内,一次6g;1～3岁6～12g;4～7岁一次12～18g;8～12岁一次24g,一日2次。	忌辛辣、生冷、油腻食物。风寒感冒者不适用。服药3天症状无缓解,应去医院就诊。
感冒清热颗粒	荆芥穗、薄荷、防风、柴胡、紫苏叶、葛根、桔梗、苦杏仁等。	具疏风散寒,解表清热的功效,用于治疗伤风感冒引起的头痛发热、咳嗽咽干、全身酸痛、鼻流清涕等病症,在感冒初起时及时服用,效果尤佳。	每袋12g,一日2次。开水冲服。1～3岁6g;4～7岁一次12～18g;8～12岁一次24g。	不宜在服药期间同时服用滋补性中药。服药3天症状无缓解,应去医院就诊。
小儿热速清颗粒	柴胡、黄芩、板蓝根、葛根、金银花、水牛角、连翘、大黄等。	清热解毒,泻火利咽。用于治疗外感发热,头痛、咽喉肿痛、鼻塞、流涕、咳嗽、大便干结。	每袋6g,一日3～4次。1岁以内,一次1/4至1/2袋;1～3岁,一次0.5袋至1袋;3～7岁,一次1袋至1.5袋;7～12岁,一次1.5袋至2袋。	忌辛辣、生冷、油腻食物。风寒感冒者不适用。脾虚且腹泻者应在医师指导下服用。本品不宜长期服用。

感冒常用药				
药品名称	主要药物	功能主治	用法用量	注意事项
玉屏风散颗粒	黄芪、防风、白术。	益气、固表、止汗。预防感冒，治疗虚汗，或体虚易感风邪者。	每袋装5g。3岁以下，每次1/2包，；3岁以上每次1包，每天3次。	忌油腻食物。本品宜饭前温水冲服。
小儿保泰康颗粒	连翘、地黄、滇柴胡、玄参、桑叶、浙贝母、蒲公英、南板蓝根等。	具有清热解表，止咳化痰之功效。主治小儿风热外感，证见：发热、流涕、咳嗽。	用温开水冲服。1～3岁每次4g，3～12岁每次8g，一日3次。	忌食辛辣、生冷、油腻食物。风寒感冒者不适用。过敏体质者慎用。
金莲清热泡腾片	金莲花、大青叶、石膏、知母、地黄、玄参，苦杏仁炒。	清热解毒，利咽生津，止咳祛痰主治外感热证。症见高热、口渴、咽干、咽痛、咳嗽、痰稠，亦适用于流行性感冒、上呼吸道感染见有上述证候者。	每片重4g。加热水适量，泡腾溶解后口服。1岁以下小儿每次1片，一日3次，高烧时每日4次；1～15岁每次1～2片，一日4次，高烧时每四小时1次，或遵医嘱。	

感冒常用药				
药品名称	主要药物	功能主治	用法用量	注意事项
小儿感冒宁糖浆	薄荷、荆芥穗、苦杏仁、牛蒡子、黄芩、桔梗、前胡、白芷、栀子（炒）、山楂（焦）、六神曲（焦）、麦芽（焦）、芦根、金银花、连翘等。	疏散风热，清热止咳。用于小儿感冒发烧，汗出不爽，鼻塞流涕，咳嗽咽痛。	每瓶装100mL。口服，初生儿至1岁，一次5mL；1～3岁一次5～15mL；4～6岁一次15～20mL；7～12岁一次15～20mL，一日3～4次。	1. 风寒感冒者不适用，表现为恶寒发热，无汗，咽痒咳嗽，咽不红肿。2. 脾胃虚弱，大便稀溏者慎用。

发烧常用药。				
药品名称	药物组成	功能主治	用法用量	注意事项
小儿柴桂退热颗粒	柴胡、桂枝、葛根、浮萍、黄芩、白芍、蝉蜕等。	发汗解表，清里退热。用于外感发热，发热、头身痛、流涕、口渴、咽红、溲黄、便干等。	每袋4g。开水冲服。1岁以内，一次1/2袋；1～3岁，一次1袋；4～6岁，一次1.5袋；7～14岁，一次2袋，一日4次。	
小儿牛黄清心散	天麻、胆南星、黄连、水牛角浓缩粉、僵蚕（麸炒）、体外培育牛黄、琥珀等。	清热化痰、镇惊止痉。用于小儿内热，急惊痰喘，四肢抽搐，神志昏迷。	口服。1周岁以内一次1袋；1～3岁一次2袋；3岁以上酌增，一日1～2次。	

发烧常用药				
药品名称	药物组成	功能主治	用法用量	注意事项
紫雪（散）丹	石膏、升麻、寒水石、丁香、滑石、水牛角、羚羊角、麝香、朱砂等。	清热解毒，开窍安神，镇静、熄风，用于热病惊风壮热烦躁、谵语面赤、口渴唇焦等症。	1岁每次服用0.3g；5岁以上1.5g，每日1次。	
羚羊角粉	羚羊角	平肝息风，清肝明目，清热解毒。适用于各种高热，尤其适用于小儿高热痉挛等症。	0.6g/支。3岁以下小儿，每次0.1～0.15g；3岁以上小儿，每次0.15～0.3g，每天2次，温开水冲服。	羚羊粉及羚羊角制剂降温迅速，但是属于治标之品，只可作为小儿高热时救急时使用，以避免由于高热导致痉挛抽搐等后遗症，不可长期使用。小儿高热还是应及时到医院就诊才好。

咳嗽常用药				
药品名称	药物组成	功用主治	用法用量	注意事项
小儿肺咳颗粒	人参、茯苓、白术、陈皮、鸡内金、大黄（酒炙）、瓜蒌、桑白皮、款冬花、紫菀、胆南星等。	健脾益肺，止咳平喘。用于肺脾不足，痰湿内壅所致咳嗽或痰多稠黄，咳吐不爽，气短，喘促，动辄汗出，食少纳呆，周身乏力，舌红苔厚；小儿支气管炎见以上证候者。	每袋装6g。开水冲服，1岁以下一次2g；1～4岁一次3g；5～8岁一次6g，一日3次。	高热咳嗽慎用。

咳嗽常用药				
药品名称	药物组成	功用主治	用法用量	注意事项
肺力咳合剂（苗药）	梧桐根、红花龙胆、红管药（紫苑）、前胡、百部、黄芩等。	清热解毒，止咳祛痰。用于小儿痰热犯肺所引起的咳嗽，痰黄。支气管哮喘，气管炎见上述证候者。	每瓶装100mL。口服，7岁以下小儿一次10mL；7～14岁一次15mL，一日3次。	应摇匀后服用，脾虚易腹泻者慎服。性状发生改变时禁止使用。
小儿咳喘灵颗粒	麻黄、金银花、苦杏仁、板蓝根、石膏、甘草、瓜蒌等。	宣肺、清热，止咳、祛痰。用于上呼吸道感染引起的咳嗽。	每片2g。开水冲服，2岁以内一次1g；3～4岁一次1.5g；5～7岁一次2g。一日3～4次。	服药3天症状无改善或服药期间症状加重者，应及时就医。
儿童清肺口服液	麻黄、苦杏仁（去皮炒）、石膏、甘草、桑白皮（蜜炙）、瓜蒌皮、黄芩、板蓝根、法半夏、浙贝母、橘红、紫苏子（炒）、葶苈子、细辛、枇杷叶（蜜炙）、白前、前胡、石菖蒲等。	清肺，化痰，止咳。用于面赤身热，咳嗽，痰多，咽痛。	每支装10mL。口服。一次2支，6岁以下小儿一次1支，一日3次。	久咳、汗出、体虚者忌用。服用本药时不宜同时服用滋补性中成药。

咳嗽常用药				
药品名称	药物组成	功用主治	用法用量	注意事项
小儿肺热咳喘口服液	麻黄、苦杏仁、石膏、金银花、连翘、知母、黄芩、板蓝根、麦冬、鱼腥草等。	清热解毒，宣肺化痰。主治热邪犯于肺卫所致发热、汗出、微恶风寒、咳嗽、痰黄，或兼喘息、口干而渴。	每支装 10mL。口服，1～3岁每次1支，一日3次；4～7岁一次1支，一日4次；8～12岁每次2支，一日3次，或遵医嘱。	风寒闭肺、内伤久咳者不适用。发热体温超过38.5 ℃的患者，应去医院就诊。
小儿消积止咳口服液	山楂（炒）、槟榔、枳实、枇杷叶（蜜炙）、瓜蒌、莱菔子（炒）、葶苈子（炒）、桔梗、连翘、蝉蜕等。	清热肃肺，消积止咳。用于小儿饮食积滞、痰热蕴肺所致的咳嗽、夜间加重、喉间痰鸣、腹胀、口臭。	每支装 10mL。口服，1周岁以内一次5mL；1～2岁一次10mL；3～4岁一次15mL；5岁以上一次20mL。一日3次；5天为一疗程。	体质虚弱者慎用。3个月以下婴儿不宜空腹服。
珠珀猴枣散	茯苓、薄荷、钩藤、双花、防风、神曲、麦芽、天竺黄、甘草、梅片、珍珠、琥珀、猴枣等。	解热、镇惊、祛痰、平喘。治疗小儿风热引起的发热，咳嗽痰鸣，不思饮食，烦躁易惊，舌质红，苔黄，脉浮数等症。	0.3g/瓶。口服，1～4岁幼儿一次0.3g；5岁儿童一次0.45～0.6g；周岁以内的酌减，一日2～3次。	服用本品期间宜戒食生冷、油腻、煎炸、燥热等食物。

咳嗽常用药				
药品名称	药物组成	功用主治	用法用量	注意事项
健儿清解液	金银花、菊花、连翘、山楂、苦杏仁、陈皮等。	清热解毒，消滞和胃。用于咳嗽咽痛，食欲不振，脘腹胀满。	每支装 10mL。口服。一次 10～15mL，婴儿一次4mL，5岁以内一次8mL，6岁以上酌加，一日3次	1.脾胃虚弱、大便次数多者慎用。2.6岁以上儿童可在医师指导下加量服用。

消化不良（消食化积）常用药				
药品名称	药物组成	功能主治	用法用量	注意事项
小儿香橘丸	木香、陈皮、苍术（米泔炒）、白术（麸炒）、茯苓、六神曲（麸炒）、厚朴（姜炙）、枳实（麸炒）（醋炙）、砂仁、半夏（制）、泽泻等。	健脾和胃，消食止泻。用于小儿饮食不节引起的呕吐便泻，脾胃不和，发热腹胀，面黄肌瘦，不思饮食。	口服。一次1丸，一日3次。周岁以内小儿酌减。	服用前应去除蜡皮，塑料球壳。本品可嚼服也可分份吞服。
小儿七星茶颗粒	薏苡仁、稻芽、山楂、淡竹叶、钩藤、蝉蜕、甘草等。	开胃消滞，清热定惊。用于小儿积滞化热，消化不良，不思饮食，烦躁易惊，夜寐不安，大便不畅，小便短赤。	每袋 7g。开水冲服，一次 1/2 袋～1袋（3.5～7g），一日3次	忌食生冷、油腻等不易消化食品。治疗一周后症状未见改善者，应及时到医院咨询医师。

消化不良（消食化积）常用药				
药品名称	药物组成	功能主治	用法用量	注意事项
健儿消食口服液	黄芪，炒白术，陈皮，麦冬，黄芩，炒山楂，炒莱菔子等。	健脾益胃，理气消食。小儿用于饮食不节损伤脾胃引起的纳呆食少，脘胀腹满，手足心热，自汗乏力，大便不调，以至厌食，恶食等。	每支装10mL口服，3岁以内一次5～10mL，3岁以上一次10～20mL，一日2次。	用时摇匀。患儿平时应少吃巧克力及带颜色的饮料和油腻厚味等不易消化的食品。过敏体质者慎用。
醒脾养儿颗粒	一点红（羊蹄草）、毛大丁草、山栀茶、蜘蛛香（土细辛）等。	醒脾开胃，养血安神，固肠止泻。用于脾气虚弱所致的儿童厌食，腹泻便溏，烦躁盗汗，遗尿夜啼。	每袋装2g。温开水冲服。1岁以内一次2g，一日2次；1～2岁一次4g，一日2次；3～6岁一次4g，一日3次；7～14岁一次6～8g。一日2次。	长期厌食，体弱消瘦者，及腹胀重、腹泻次数增多者慎用，应去医院就诊。
小儿康颗粒	太子参、山楂、葫芦茶、槟榔、麦芽、榧子、白芍、白术、茯苓、乌梅、蝉蜕、陈皮。	健脾开胃、消食导滞、驱虫止痛、安神定惊等功效。主要用于治疗食滞虫痢、烦躁不安、精神疲倦、脘腹胀满、面色萎黄等病症。	每袋装10g。温开水送服。1岁以下每次1/2袋，1～4岁一次1袋，4岁以上一次2袋，一日3次。	

消化不良（消食化积）常用药				
药品名称	药物组成	功能主治	用法用量	注意事项
启脾口服液	人参、白术（炒）、茯苓、甘草、陈皮、山药、莲子（炒）、山楂（炒）、六神曲（炒）、麦芽（炒）、泽泻等。	健脾和胃。用于脾胃虚弱，消化不良，腹胀便溏。	每支装10mL。口服，一次10mL，一日2～3次，3周岁以内儿童酌减。	忌食生冷、油腻之品。
参术儿康糖浆	白术（麸炒）、茯苓、山楂（炒）、山药（炒）、白扁豆（炒）、六神曲（炒）、麦芽（炒）、炙黄芪、太子参、蜂王浆、制何首乌、当归等。	健脾和胃，益气养血。用于脾胃虚弱所致的小儿疳积，食欲不振，睡眠不安，多汗及营养不良性贫血。	每瓶装10mL口服，2岁以下一次10～15mL，3～4岁一次20mL，5～6岁一次30mL，一日3次。	糖尿病患儿禁服。感冒时不宜服用。长期厌食，体弱消瘦者，应去医院就诊。
四磨汤口服液	木香、积壳、槟榔、乌药等。	顺气降逆，消积止痛。用于婴幼儿乳食内滞证，症见腹胀、腹痛、啼哭不安、厌食纳差、腹泻或便秘。	每支装10mL口服，新生儿一次3～5mL，一日3次，疗程2天；幼儿一次10mL，一日3次，疗程3～5天。	冬天服用时，可将药瓶放置温水中加温5～8分钟后服用；药液如有微量沉淀，属正常情况，可摇匀后服用，以保证疗效。

消化不良（消食化积）常用药				
药品名称	药物组成	功能主治	用法用量	注意事项
健脾消食丸	白术（炒）、枳实（炒）、木香、草豆蔻、鸡内金（醋炙）、槟榔（炒焦）、荸荠粉等。	健脾，消食，化积。用于小儿脾胃不健、乳食停滞所致的脘腹胀满，食欲不振，面黄肌瘦，大便不调。	水蜜丸每100粒重10g口服，一次6g（60粒）。1岁以内一次1g（10粒），1～2岁一次2g（20粒），2～4岁一次3g（30粒），4岁以上小儿一次4g（40粒），一日2次。	

厌食常用药				
药品名称	药物组成	功能主治	用法用量	注意事项
健脾糕片	党参、茯苓、山药、莲子、白扁豆（炒）、薏苡仁（炒）、芡实（炒）、白术（炒）、陈皮、冬瓜子（炒）、鸡内金、甘草（蜜炙）等。	开胃健脾。用于厌食属脾胃虚弱者。	每片重0.5g。嚼服，1～3岁每服6～8片，3～6岁每服8～12片，日服1～2次。	

厌食常用药				
药品名称	药物组成	功能主治	用法用量	注意事项
健儿乐颗粒	山楂、白芍、竹叶卷心、甜叶菊、钩藤、鸡内金等。	健脾消食，清心安神。主治脾失健运，心肝热盛所致厌食、夜啼，症见纳呆食少，消化不良，夜惊夜啼，夜眠不宁。	每袋装5g。口服，3岁以下小儿一次5g，一日2次；3～6岁一次10g，一日2次；7～12岁一次10g，一日3次。	

腹泻常用药				
药品名称	药物组成	功能主治	用法用量	注意事项
小儿腹泻散	广藿香、肉豆蔻（煨）、丁香、赤石脂（煅）、地榆、伏龙肝等。	温中固肠，健脾止泻。用于小儿久泻不止，面色㿠白，食欲不振因倦乏力。	每袋装2g口服。1岁以内每次服1g，1～3岁每次服2～3g，4岁以上每次服4～6g，一日3次。	
丁桂儿脐贴	丁香、肉桂、荜茇等。	健脾温中，散寒止泻。适用于小儿泄泻，腹痛的辅助治疗。	贴于脐部，一次1贴，24小时换药一次。	皮肤过敏者慎用。
小儿暖脐膏	小茴香、官桂、炮姜、吴茱萸、白胡椒、橘核、荔枝核、川楝子、人工麝香等。	散寒止痛。用于小儿胎寒，肚腹疼痛，积聚痞块，疝气偏坠，虚寒泄痢，胃寒腹胀。	每张净重2.5g。加温软化，贴于肚脐上，未满月小儿贴脐下。	置阴凉处（不超过20℃）。

腹泻常用药				
药品名称	药物组成	功能主治	用法用量	注意事项
儿滞灵冲剂	小槐花、广山楂、茯苓、槟榔等。	消食健脾，清热导滞。用于小儿疳积、纳差、腹胀、腹痛、泻下、发热、精神怠倦、消瘦、面黄、毛发枯焦等以及小儿单纯性消化不良具有上述证候者。	每块重7g。用开水冲服，1～3岁一次1块，4～6岁一次1块，一日2～3次。	同种药品可由于不同的包装规格有不同的用法或用量。如果不确定，请参看药品随带的说明书或向医生询问。
小儿喜食咀嚼片	六神曲（炒）、稻芽（炒）、麦芽（炒）、山楂、白术（炒）、枳壳（炒）。	健脾，消食，化积。用于治疗小儿单纯性消化不良，食欲不振及消化不良引起的腹泻。	每片重0.5g 1～3岁每服2～3片，3～5岁每服3～5片，5岁以上者酌量增加，日服3次。	

便秘常用药				
药品名称	药物组成	功能主治	用法用量	注意事项
一捻金	大黄（炒）、牵牛子、槟榔、人参、朱砂等。	为消食剂，消食导滞，祛痰通便之功效。用于小儿停食停乳、腹胀便秘、痰盛喘咳。	每袋装1.2g 1岁以内一次0.3g，1～3岁一次0.6g，4～6岁一次1g，一日1～2次，或遵医嘱。	忌食生冷、油腻、腥膻等物；脾肺两虚及患慢脾风者勿服；每次用量虽少，方中多有猛烈之品，宜中病即止，不宜多服。

便秘常用药				
药品名称	药物组成	功能主治	用法用量	注意事项
保和丸	山楂（焦）、六神曲（炒）、半夏（制）、茯苓、陈皮、连翘、莱菔子（炒）、麦芽（炒）等	消食导滞，作用比较缓和。可以连续服用，适合于食积便秘，便秘程度不重的小儿。		
小儿豉翘清热颗粒	连翘、淡豆豉、薄荷、荆芥、栀子（炒）、大黄、青蒿、赤芍、槟榔、厚朴、黄芩、半夏等。	疏风解表，清热导滞。用于小儿风热感冒挟滞证，发热咳嗽，鼻塞流涕，咽红肿痛，纳呆口渴，脘腹胀满，便秘或大便酸臭，溲黄。	开水冲服。6个月~1岁一次1~2g，1~3岁一次2~3g，4~6岁一次3~4g，7~9岁一次4~5g，10岁以上一次6g，一日3次。	
麻仁润肠丸	火麻仁、苦杏仁（去皮炒）、大黄、木香、陈皮、白芍等。	润肠通便。用于肠胃积热，胸腹胀满，大便秘结。	蜜丸。2~4岁每次服1/2丸，4~7岁每次服1丸，7~15岁每次服1.5丸，每日2次。	1.饮食宜清淡，忌辛辣食物 2.不宜在服药期间服用滋补性中药 3.服药3天症状无缓解，应去医院就诊，不宜长期服用。

便秘常用药				
药品名称	药物组成	功能主治	用法用量	注意事项
小儿化食丸	焦三仙、槟榔（炒焦）、莪术（醋制）、三棱（制）、牵牛子（炒焦）、大黄等。	消食化滞，泻火通便。用于食滞化热所致的积滞，症见厌食、烦躁、恶心呕吐、口渴、脘腹胀满、大便干燥。	每丸重1.5g。口服。1岁以内一次1丸，1岁以上一次2丸，一日2次。	1. 忌食辛辣油腻。 2. 服用前应除去蜡皮、塑料球壳；本品可嚼服，也可分份吞服。

贫血常用药				
药品名称	药物组成	功能主治	用法用量	注意事项
健脾生血片	党参，茯苓，炒白术，甘草，黄芪，山药，炒鸡内金，醋龟甲，山麦冬，醋南五味子，龙骨，煅牡蛎，大枣，硫酸亚铁。	健脾和胃，养血安神用于脾胃虚弱及心脾两虚所致的血虚证，症见面色萎黄或㿠白，食少纳呆，脘腹胀闷，大便不调，烦躁多汗，倦怠乏力，舌胖色淡，苔薄白，脉细弱；缺铁性贫血。	片剂，每片重0.6g饭后口服。1岁以内一次1/2片，1～3岁一次1片，3～5岁一次1.5片，5～12岁一次2片，一日三次，或遵医嘱，四周为一个疗程。	本品宜饭后服用。忌茶，忌油腻食物。儿童感冒不宜服用。服药期间，部分患儿可出现牙齿颜色变黑，可排黑便，停药后可逐渐消失。少数儿童可见上腹疼痛、便秘或短暂性食欲下降、恶心、呕吐、轻度腹泻，多可自行缓解。

贫血常用药				
药品名称	药物组成	功能主治	用法用量	注意事项
益气维血颗粒	猪血提取物、黄芪、大枣等。	补血益气。用于血虚证、气血两虚，症见面色萎黄或苍白，头晕目眩，神疲乏力，少气懒言，自汗，唇舌色淡，脉细弱等，以及低色素小细胞型贫血见于上述证候者。	每袋装10g口服。儿童一次一袋，一日2次；3岁以下儿童一次1/2袋，一日2次；或遵医嘱。	1. 偶见恶心、呕吐、腹泻、便秘，可自行缓解或停药后症状消失。 2. 冲服时请连同沉淀物一并服用。 3. 本品宜饭前服用。 4. 本品不宜用茶水冲服。

其他常用药（多用途）				
药品名称	药物组成	功能主治	用法用量	注意事项
小儿葫芦散	橘红、茯苓、朱砂、鸡内金（炒）、天竺黄、半夏曲、琥珀、天麻、川贝、冰片、葫芦蛾等。	化痰消食，镇惊祛风；调理脏腑，和胃健脾，消食化滞，增强机体各组织的抗病能力。用于痰喘咳嗽，脘腹胀满，胸膈不利，吐乳不食，小儿惊风等症。	口服，1岁以内一次0.15g，1～3岁一次0.3g，4～6岁一次0.6g，一日1～2次。	多喝水，更有利于药物吸收。 最好饭后吃，对胃的刺激更小。

其他常用药 （多用途）				
药品名称	药物组成	功能主治	用法用量	注意事项
保婴丹	防风、天竺黄、钩藤、全蝎、蝉蜕、川贝、牛黄、珍珠、郁金、天麻等。	疏风清热，化痰定惊。痰热内闭，外感风寒引起面赤耳热，痰多气促，睡眠不安，腹痛吐泻，夜啼惊跳。	每瓶装0.34g 0至6个月小儿，每次服1/2瓶，每日1次；6个月至1岁小儿，每次服1瓶，每日1次；1岁至2岁小儿，每次服1瓶，每日2次；2岁以上，每次服1瓶的1/2用量，每日2次。	婴儿忌食生冷荤腥，油腻燥热之物。本品不适宜患有先天性六磷酸葡萄糖去氢酵素缺乏症之婴儿服用。
肥儿宝颗粒	稻芽（炒）、广山楂、甘草、鸡内金、夜明砂、叶下珠、山药（炒）、茯苓、海螺蛸、党参、莲子、使君子等。	利湿消积，驱虫助食，健脾益气。用于小儿疳积，暑热腹泻，纳呆自汗，烦躁失眠。	每袋重10g 开水冲服或嚼服，5岁以下一次5g，5岁以上一次10g，一日2次。	1. 糖尿病患儿禁服。 2. 感冒时不宜服用。 3. 长期厌食，体弱消瘦者，应去医院就诊。

其他常用药 （多用途）				
咽喉肿痛				
药品名称	药物组成	功能主治	用法用量	注意事项
六神丸	麝香牛黄冰片蟾酥等。	消肿解毒。用于咽喉肿痛或溃疡，白喉，扁桃体炎，口疮，痈疽，疔疮等症。	口服。一日3次，温开水吞服。1岁每次服1粒，2岁每次服2粒，3岁每次服3～4粒，4～8岁每次服5～6粒，9～10岁每次服8～9粒。另可外敷在皮肤红肿处，取丸数粒，用冷开水或米醋少许，食匙中化散，敷搽四周，每日数次常保潮润，直至肿退为止。	1.一岁以下婴儿慎用。2.过敏体质禁用。3.中病即止，不可久服。4.外敷，如红肿将出脓或皮肤溃烂，切勿再敷。
小儿退热口服液	大青叶、连翘、金银花、板蓝根、黄芩、柴胡、重楼、栀子、淡竹叶、牡丹皮、地龙、白薇等。	疏风解表，解毒利咽。用于小儿风热感冒，发热恶风，头痛目赤，咽喉肿痛。	每支10mL口服，5岁以下每次10mL，5～10岁每次20～30mL，一日3次。	

其他常用药 （多用途）				
药品名称	药物组成	功能主治	用法用量	注意事项
小儿金翘颗粒	金银花、连翘、葛根、大青叶、山豆根、柴胡、甘草等。	疏风清热，解毒利咽，消肿止痛。用于风热袭肺所致乳蛾，症见：恶寒发热，咽部红肿疼痛，吞咽时加剧，咽干灼热，喉核红肿；小儿急性扁桃体炎见上述证候者。	每袋装 5g 开水冲服。5～7岁一次7.5g，一日3次；8～10岁一次7.5g，一日4次；11～14岁一次10g，一日3次。五岁以下小儿遵医嘱	偶见腹痛，便稀。
小儿咽扁颗粒	金银花、射干、金果揽，桔梗、玄参、麦冬、人工牛黄、冰片等。	清热利咽，解毒止痛。用于小儿肺卫热盛所致的喉痹、乳蛾，症见咽喉肿痛、咳嗽痰盛、口舌糜烂；急性咽炎、急性扁桃腺炎见上述证候者。	开水冲服。1～2岁一次1/2袋（4g），一日2次；3～5岁一次1/2袋（4g），一日3次；6～14岁一次1袋（8g），一日23次。	糖尿病患儿禁服。脾虚易腹泻者慎服。不要空腹服用。
佝偻病				
龙牡壮骨冲剂	龙骨、牡蛎、龟板、黄芪、白术等。	健脾和胃，强筋壮骨。用于营养不良、佝偻病及多汗、易感、发育迟缓等症。	每服2岁以下1/2袋，2～7岁1袋，7岁以上2袋，每日3次。	

其他常用药 （多用途）				
小儿外伤				
药品名称	药物组成	功能主治	用法用量	注意事项
云南白药	处方国家保密。	止血愈伤，祛瘀生新，解毒消肿，活血止痛。用于各种出血、跌打损伤、痈肿疔疮等	4g一小瓶，配1粒保险子。一次0.25～0.5g，一日4次（2～5岁按1/4剂量服用；6～12岁按1/2剂量服用）。	
云南白药创可贴	处方国家保密。	止血，镇痛，消炎，愈创。用于小面积开放性外科创伤。	1.5cm×2.3cm清洁创面，从防粘胶纸上揭下云南白药创可贴，使药带贴于创面，松紧适当即可。	过敏性体质患者可能有胶带过敏反应或药物接触性反应。
小儿痱子				
金银花露	金银花等。	清热解毒。用于小儿痱毒，暑热口渴。	口服，一次60～120mL，7岁以内儿童，一次30～60mL，一日2～3次。	1.服药时饮食宜清淡。 2.服用本药时，不宜同时服滋补性中成药。